Marlene Pirker

Training und Ernährung und der Effekt auf HbA1c bei Diabetes Typ 2

Marlene Pirker

Training und Ernährung und der Effekt auf HbA1c bei Diabetes Typ 2

Lehrbuchverlag

Imprint
Any brand names and product names mentioned in this book are subject to trademark, brand or patent protection and are trademarks or registered trademarks of their respective holders. The use of brand names, product names, common names, trade names, product descriptions etc. even without a particular marking in this work is in no way to be construed to mean that such names may be regarded as unrestricted in respect of trademark and brand protection legislation and could thus be used by anyone.

Cover image: www.ingimage.com

Publisher:
Der Lehrbuchverlag
is a trademark of
International Book Market Service Ltd., member of OmniScriptum Publishing Group
17 Meldrum Street, Beau Bassin 71504, Mauritius

Printed at: see last page
ISBN: 978-620-0-27054-2

Zusammenfassung

Hintergrund: Die Anzahl an Personen, die an Diabetes Typ 2 leiden, hat sich seit 1980 vervierfacht. Eine unausgewogene, fettreiche Ernährung und ein geringes Maß an körperlicher Aktivität zählen zu den Hauptursachen für nichtübertragbare Erkrankungen wie Diabetes, Krebs, Herzkreislauferkrankungen und Atemwegserkrankungen. Interventionen, die das Risiko für diese Erkrankungen senken und präventiv wirken, sind unerlässlich, da diese Erkrankungen für 71% der Todesfälle weltweit verantwortlich sind.

Methodik: Ein möglicher Diagnoseparameter für Diabetes ist das HbA1c, das den Langzeitblutzucker der letzten zwei bis drei Monate angibt. Um die Wirksamkeit von Ernährung und Training in Bezug auf die Reduktion von HbA1c bei Diabetes Typ 2 miteinander zu vergleichen, wurde eine Metaanalyse gewählt. Nach einer Literaturrecherche zu verschiedenen Ernährungsformen und Trainingsstrategien, wurden die Anfangs- und Endwerte des HbA1c von 22 verschiedenen Studien statistisch als Forest Plot ausgewertet.

Ergebnisse: Die Metaanalyse ergab bei der Veränderung der Ernährung eine Reduktion des HbA1c-Wertes um 0.63%-Punkte (95% KI [-0.91, -0.34], p = < 0.0001). Im Gegensatz dazu, war durch die Trainingsinterventionen eine Veränderung von -0.39%-Punkten (95% KI [-0.55, -0.24], p = < 0.00001] zu beobachten. Insgesamt hatte also die Ernährung einen stärkeren Effekt. Das Ergebnis wird aber durch die kleinere TeilnehmerInnenanzahl und geringere Studiendauer bei den Trainingsinterventionen limitiert.

Fazit: Insgesamt zeigte sich ein statistisch signifikanter, positiver Effekt auf HbA1c sowohl bei Ernährung als auch bei Training. Eine ausgewogene Ernährung und regelmäßige körperliche Aktivität reduzieren das Diabetes Typ 2 Risiko sehr wirksam und langfristig, wenn ein gesunder, bedarfsgerechter Lebensstil lebenslang beibehalten wird.

Abstract

Background: The number of people suffering from diabetes type 2 has quadrupled since 1980. The main reasons for non-communicable diseases (NCDs) are an unbalanced, fatty diet and low physical activity. NCDs are chronical diseases like diabetes, cancer, cardiac and pulmonary diseases. Interventions, that reduce the risk of these diseases are essential, because they make up for 71% of all global deaths.

Methods: The HbA1c-value is one possibility for the diagnosis of diabetes. It indicates the blood sugar over the last two to three months. A meta-analysis was used to compare the effects of training and diet on the HbA1c-value. After literature search, a statistical analysis was conducted with 22 different studies regarding diet and physical activity. Two forest plots were used to portray the findings.

Outcomes: The meta-analysis shows that a change in diet reduced the HbA1c-value for about 0.63%-points (95% CI [-0.91, -0.34], p = < 0.0001). As opposed to this, training interventions reduced the value for about 0.39%-points (95% CI [-0.55, -0.24], p = < 0.00001). Overall, diet had a stronger effect on HbA1c compared to physical activity. Nonetheless it is possible that the findings are limited because of the lower number of participants and shorter study duration in the training studies.

Conclusion: Altogether, a statistically significant, positive effect occurred with diet as well as with physical activity. A balanced, adequate diet and regular physical activity are very effective in reducing the risk of diabetes in the long term, if the lifestyle changes are adapted throughout life.

Inhaltsverzeichnis

1 Einleitung und Hypothesen

Nichtübertragbare Krankheiten (NCDs) sind auch als chronische Erkrankungen bekannt. Meist sind sie von langer Dauer und das Ergebnis von genetischen, psychologischen, umweltbedingten und lebensstilassoziierten Einflüssen. Die Zahl an Todesfällen durch nichtübertragbare Erkrankungen ist sehr hoch. Laut der WHO ließen sich 2016 71% aller Todesfälle (40.5 Mio.) auf nichtübertragbare Erkrankungen zurückführen. Die vier Haupterkrankungen sind kardiovaskuläre Erkrankungen, Krebs, Diabetes und chronische Atemwegserkrankungen wie Asthma und chronisch obstruktive Lungenerkrankungen. Diese vier sind für 80% aller Todesfälle durch NCDs verantwortlich. Verhaltensweisen wie Rauchen, Bewegungsmangel, unausgewogene, fettreiche Ernährung und hoher Alkoholkonsum sind die Hauptrisikofaktoren. 80% aller Herzerkrankungen, Schlaganfälle oder Diabetes–Fälle könnten durch eine Veränderung des Lebensstils verhindert werden.[1]

Seit 1980 hat sich die Anzahl an Diabetes-PatientInnen weltweit vervierfacht. 2014 lebten 422 Mio. Erwachsene mit Diabetes. 2012 führte Diabetes zu 1.5 Millionen Todesfällen. Der größte Risikofaktor für Diabetes Mellitus Typ 2 ist überschüssiges Körperfett. Übergewicht und Adipositas sind neben Bewegungsmangel die Hauptverursacher von Diabetes Mellitus Typ 2. Ein hoher Konsum von gesättigten Fettsäuren, eine hohe Fettzufuhr, eine geringe Zufuhr an Ballastoffen und gesüßte Getränke erhöhen die Wahrscheinlichkeit Übergewicht zu entwickeln und damit auch das Risiko für Diabetes. [2]

Einige wissenschaftliche Studien untersuchten den Effekt von Ernährung und Training auf das Diabetesrisiko und die Mortalität.[3,4] Dabei werden Ernährung und Training entweder einzeln oder kombiniert untersucht. Ein gesunder, aktiver Lebensstil hat einen sehr starken Einfluss auf das Diabetesrisiko und stellt eine der wirksamsten Maßnahmen zur Prävention dar.[5]

Das Ziel dieser Metaanalyse ist, die präventivmedizinische Wirksamkeit von reinen Ernährungsstrategien mit der präventivmedizinischen Wirksamkeit reiner Trainingsstrategien zu vergleichen und zu untersuchen, welche der beiden den größeren reduzierenden Effekt auf den HbA1c-Wert bei Diabetes Mellitus Typ 2 bei Erwachsenen hat. Bislang wurde keine derartige Metaanalyse mit der gleichen Fragestellung ausfindig gemacht.

1.1 Hypothesen

Folgende Hypothesen sollen mit der vorliegenden Metaanalyse getestet werden:

H0: Trainingsinterventionen haben einen kleineren Effekt auf die Reduktion des HbA1c-Wertes (in %) bei Diabetes Mellitus Typ 2 als reine Ernährungsstrategien und somit eine geringere präventivmedizinische Wirksamkeit.

H1: Trainingsinterventionen haben einen größeren Effekt auf die Reduktion des HbA1c-Wertes (in %) bei Diabetes Mellitus Typ 2 als reine Ernährungsstrategien und somit eine höhere präventivmedizinische Wirksamkeit.

2 Theoretischer Hintergrund

2.1 Gesundheit

Für den Begriff Gesundheit gibt es verschiedene und teilweise konkurrierende Definitionen. Frühere Erklärungen beschrieben Gesundheit als die Abwesenheit von Krankheit, jedoch wurde nach und nach klar, dass diese Definition nicht ausreichend ist.[6] Eine der neueren und gängigsten Begriffsbeschreibungen ist die der World Health Organisation. Die WHO beschreibt Gesundheit nicht als einen Zustand, der einmal erreicht wird und dann unveränderlich ist, sondern sich ständig verändert. Die Definition soll nicht nur medizinische, sondern auch psychologische und soziale Aspekte miteinschließen:[7]

„Gesundheit ist ein Zustand völligen psychischen, physischen und sozialen Wohlbefindens und nicht nur das Freisein von Krankheit und Gebrechen. Sich des bestmöglichen Gesundheitszustandes zu erfreuen ist ein Grundrecht jedes Menschen, ohne Unterschied der Rasse, der Religion, der politischen Überzeugung, der wirtschaftlichen oder sozialen Stellung." [7]

2.2 Prävention

Unter Prävention sind alle Maßnahmen zu verstehen, deren Ziel es ist, Erkrankungen zu verhindern oder zu verzögern. Diese Maßnahmen sind dafür da, die Prävalenz von Krankheiten, Krankheitsrezidiven oder frühzeitigem Tod zu reduzieren. Dabei ist klar, dass das Risiko für Erkrankungen niemals vollständig vermeidbar ist. Präventive Eingriffe ergeben sich durch Vorannahmen und Risikobewertungen.[8] Diese Präventionsmaßnahmen richten sich jedoch immer an eine bestimmte Population, weshalb die speziellen Bedürfnisse der Zielgruppe beachtet werden müssen. Außerdem muss überlegt werden, auf welcher Ebene eine Maßnahme stattfinden soll (siehe 2.2.1).[9]

2.2.1 Ebenen der Prävention

Es wird zwischen drei Ebenen der Prävention unterschieden, die in der folgenden Tabelle 1 erläutert werden:[8]

Ebene	**Ansatz**	**Maßnahmen**	**Ziele**
Primär-prävention	vor dem Eintritt einer Erkrankung	Vermeidung von Ursachen, die bestimmte Erkrankungen auslösen können	Senkung/ Eliminierung des Risikos und Reduzierung der Wahrscheinlichkeit, zu erkranken
Sekundär-prävention	Früherkennung	Gesundenuntersuchung, Vorsorge- und Früherkennungsmaßnahmen,	Inzidenz von manifesten Krankheiten soll gesenkt werden
Tertiär-prävention	bei bestehender Erkrankung und Verhinderung von Folgeschäden/ Rezidiven	Behandlung einer manifesten Erkrankung und deren Symptome	Verschlimmerungen verhindern, Leistungsfähigkeit erhalten/ wiederherstellen

Tabelle 1: Ebenen der Prävention (modifiziert nach Franzkowiak, 2008)[8]

2.3 Nichtübertragbare Krankheiten - NCDs

Nichtübertragbare Krankheiten (NCDs) sind auch als chronische Erkrankungen bekannt, die meist von langer Dauer und nicht ansteckend sind. Die vier Haupterkrankungen sind kardiovaskuläre Erkrankungen (wie Herzinfarkt und Schlaganfall), Krebs, Atemwegserkrankungen (wie chronisch-obstruktive Lungenerkrankungen und Asthma) und Diabetes. Kardiovaskuläre Erkrankungen sind die häufigste NCD-Todesursache mit 17.9 Mio. Todesfällen/ Jahr, gefolgt von Krebs (9 Mio.), Atemwegserkrankungen (3.9 Mio.) und Diabetes (1.6 Mio.). Diese vier Erkrankungen sind für über 80% der vorzeitigen NCD-Todesfälle (Tod vor der Lebenserwartung einer Person) verantwortlich.[1]

2.3.1 NCDs Prävalenz

Jedes Jahr sterben 41 Mio. Menschen an NCDs. Dies entspricht 71% der Gesamtmortalität weltweit. Mehr als dreiviertel der NCD-Todesfälle (32 Mio.) betreffen Menschen in Ländern mit niedrigem und mittlerem Einkommen. 15 Millionen dieser Todesfälle betreffen Menschen im Alter von 30 bis 69 Jahren.[1]

2.3.2 NCD-Ziele der WHO

Die World Health Organisation hat sich bis 2025 neun freiwillige, globale Ziele gesetzt, deren Einhaltung dazu führen soll, dass die Anzahl an NCDs und frühzeitigen Todesfällen stark zurückgeht.[10]

Eines der Hauptziele ist, die Zahl der Personen, die frühzeitig an Krebs, Diabetes, kardiovaskulären Erkrankungen oder chronischen respiratorischen Krankheiten sterben, um 25% zu reduzieren. Das sollte vor allem durch eine Reduktion des Tabak-, Salz- und Alkoholkonsums und eine Steigerung der körperlichen Aktivität geschehen. Weiters möchte die WHO die Prävalenz von Bluthochdruck um 25% senken und den Anstieg der Neuerkrankungen zu stoppen. Ein weiteres Ziel ist, dass 50% der Bevölkerung eine präventive Behandlung für Herzinfarkt und Schlaganfall erhalten sollen und dass eine 80%-ige Verfügbarkeit von leistbaren Technologien und Medikamenten gewährleistet werden kann.[10]

Um diese Ziele zu erreichen, arbeitet die WHO mit den Regierungen der verschiedenen Länder zusammen. Bei dieser Zusammenarbeit geht es vor allem darum, geeignete

Maßnahmen zu setzen, die die epidemische Ausbreitung der NCDs verhindern. Die Regierungen sind gefragt, multisektorale, nationale NCD Pläne zu entwickeln, um Risikofaktoren zu reduzieren und das Gesundheitssystem zu befähigen, diese nationalen Ziele bis 2025 zu erreichen und messbare Ergebnisse zu liefern.[10]

2.3.3 Ursachen & Risikofaktoren

Kinder, Erwachsene und alte Personen, die den Risikofaktoren ausgesetzt sind, sind gefährdet eine NCD zu entwickeln. Lebensstilassoziierte Verhaltensweisen, wie Tabak– und Alkoholkonsum, Bewegungsmangel und ungesunde Ernährung, erhöhen das Risiko für NCDs enorm.[1] Der Konsum von Lebensmittel mit einem hohen Gehalt an gesättigten Fettsäuren, Transfetten und Zucker (vor allem in gesüßten Getränken) führt jährlich zu 14 Millionen Todesfällen. Der hohe Salzkonsum ist für 30% der Bluthochdruckfälle verantwortlich. Bewegungsmangel verursacht 3 Mio. Todesfälle pro Jahr.[11]
Folgende metabolische Risikofaktoren erhöhen das Risiko für NCDs ebenfalls:

- Bluthochdruck
- Übergewicht/ Adipositas
- Hyperglykämie (erhöhte Blutglukose)
- Hyperlipidämie (erhöhte Blutfettwerte)[1]

Armut ist ebenfalls ein Risikofaktor für NCDs. Der rasche Anstieg an NCDs erschwert den Kampf gegen die Armut in Ländern mit niedrigen Einkommen, da der Bedarf und die Kosten für medizinische Versorgung steigen. Arme Menschen erkranken und sterben häufiger, da sie oftmals einen ungesünderen Lebensstil führen (Tabakkonsum und ungesunde Ernährungsweise) und einen eingeschränkten Zugang zu Informationen, Medizin und Behandlungen haben.[1]

2.4 Übergewicht und Adipositas

2.4.1 Definition und Prävalenz

Unter Übergewicht und Adipositas wird die krankhafte Vermehrung des Körperfettes verstanden, wobei es sich um chronische Erkrankungen handelt, die das Mortalitätsrisiko erhöhen und langfristige Betreuung benötigen.[12]

Üblicherweise wird der BMI (kg/m^2) dazu verwendet, die Krankheit bei Erwachsenen zu klassifizieren. Die WHO definiert Übergewicht und Adipositas wie folgt:

- Übergewicht: BMI ≥ 25 kg/m^2
- Adipositas: BMI ≥ 30 kg/m^2 [12]

Seit 1975 bis 2016 verdreifachte sich die weltweite Adipositasprävalenz beinahe. 2016 gab es weltweit 1.9 Mrd. übergewichtige Erwachsene (39%), davon waren 650 Mio. adipös (13%). Global gesehen ist Übergewicht für mehr Todesfälle verantwortlich als Untergewicht.[12]

2.4.2 Ursachen und Konsequenzen

Der Hauptgrund für Übergewicht und Adipositas ist ein Ungleichgewicht zwischen der Kalorienaufnahme und dem Energieverbrauch. Weltweit betrachtet, lässt sich sagen, dass es einen Anstieg im Konsum von energiedichten Lebensmitteln mit hohem Fettgehalt und eine Reduzierung der körperlichen Aktivität gab. Solche Veränderungen hängen häufig mit umweltbedingten, sozialen und gesellschaftlichen Veränderungen zusammen. Ein erhöhter BMI ist eine der Hauptursachen für NCDs, wie kardiovaskuläre Erkrankungen, Diabetes, Störungen des Bewegungsapparates und Krebs. Übergewicht im Kindesalter steigert das Risiko für erhöhtes Körpergewicht im Erwachsenenalter und somit auch das Risiko für spätere Erkrankungen.[12]

2.5 Diabetes Mellitus

Diabetes Mellitus beschreibt eine Gruppe von Stoffwechselerkrankungen (Kohlenhydratstoffwechselerkrankung), die durch chronische Hyperglykämie (erhöhter Blutzuckergehalt) charakterisiert ist, welche durch eine gestörte und verringerte Insulinsekretion und/ oder -aktivität zustande kommt. Langzeiteffekte der Erkrankung sind die Schädigung, Dysfunktion und das Versagen verschiedener Organe (vor allem Augen, Nieren, Nerven, Blutgefäße und Herz).[13]

Diese Arbeit konzentriert sich auf Diabetes Mellitus Typ 2. Alle Studien, die T1DM-PatientInnen einschließen, wurden ausgeschlossen.

2.5.1 Diabetes Prävalenz

Die Anzahl der Menschen mit Diabetes hat sich seit 1980 vervierfacht. 2014 lebten 422 Mio. Erwachsene mit Diabetes – 1980 waren es nur 108 Mio. Die Prävalenz stieg seit 1980 von 4.7% auf 8.5% (2014) an. 2012 starben 1.5 Mio. Menschen an Diabetes und zusätzliche 2.2 Mio. starben aufgrund des erhöhten Risikos für kardiovaskuläre Erkrankungen. 43% der diabetesbedingten Todesfälle betreffen das Alter <70 Jahre. In Ländern mit niedrigem und mittlerem Einkommen ist die Mortalität höher. Der Großteil der Menschen mit Diabetes leiden jedoch an T2DM. In der Vergangenheit kam T2DM fast ausschließlich bei Erwachsenen vor, seit kurzem tritt es nun auch bei Kindern und Jugendlichen auf.[2]

2.5.2 Diabetes Mellitus Typ 2

Diabetes Mellitus Typ 2 ist eine chronische Krankheit, die durch vererbte oder erworbene Insulinresistenz- und/ oder -sekretionsstörung definiert ist.[14] Charakteristisch ist ein relativer Insulinmangel oder eine Insulinresistenz. Diabetes Mellitus Typ 2 tritt häufig in Verbindung mit anderen Erkrankungen (wie zum Beispiel dem metabolischem Syndrom) auf.[15]

90-95% der DiabetikerInnen leiden an Diabetes Typ 2.[13] Diese Form kommt meist in Kombination mit Übergewicht und bei Menschen ab 30 Jahren vor. Die Krankheit ist meist nicht sofort zu erkennen. Der Beginn ist schleichend und asymptomatisch. Es kommt nicht selten vor, dass die Erkrankung nur zufällig und erst sehr spät erkannt wird. [14]

Zu den Symptomen zählen:

- Müdigkeit/ Niedergeschlagenheit, Infektionen
- weitere Folgeerkrankungen (makrovaskuläres Gesamtrisiko, Nieren-, Augen- und Fußkomplikationen, Depressionen)
- Symptome wie Polyurie, Polydipsie und Nykturie kommen nicht so häufig vor (eher bei Diabetes Typ 1)[14]

2.5.3 Insulin und Bedeutung

Der Körper benötigt Zucker als Hauptenergiequelle für Wachstum und Aktivität. Während der Verdauung wird Glukose aus der Nahrung in Energie umgewandelt. Glukose gelangt nach der Aufnahme in den Blutkreislauf. Damit die Zellen Glukose aufnehmen können, müssen sie Signale von Hormonen erhalten. Hormone sind chemische Botenstoffe, die Zellen stimulieren und viele Prozesse im Körper, wie das Wachstum und den Stoffwechsel, kontrollieren. Drüsen und Organe produzieren Hormone und setzen sie im Blutkreislauf frei. Die Hormone zirkulieren im Körper und haben Einfluss auf eine limitierte Anzahl und Art von Zellen. Das Hormon Insulin ist dafür zuständig, dass Zellen Glukose aufnehmen können. Es wird in den Langerhans'schen Inseln in der Bauchspeicheldrüse gebildet. In den Inselzellen produzieren die β-Zellen das Insulin. Dieses Hormon reguliert die Glukosekonzentration im Blut und versorgt die Zellen und den Körper mit Energie. Bei gesunden Menschen erfolgt dieser Prozess automatisch. Bei Diabetes ist der Körper entweder nicht in der Lage genügend Insulin zu produzieren oder kann es nicht richtig verwerten. Glukose sammelt sich im Blutkreislauf an, anstatt in die Zellen aufgenommen zu werden. Langfristig kann es aufgrund der hohen Glukosekonzentration im Blut zu einer Schädigung der Organe kommen.[16]

2.5.4 Diagnose

Als Goldstandard für die Diagnose gilt zurzeit die Messung der venösen Plasmaglukose. Außerdem wird die Verwendung von HbA1c international zur Diagnose empfohlen. Um die Glukose im venösen Plasma und HbA1c zu messen, dürfen nur qualitätsgesicherte Methoden in Gebrauch kommen. Diese Labormethoden sind in der Richtlinie der Bundesärztekammer festgelegt.[15]

Um Diabetes frühzeitig zu erkennen, wird bei Vorliegen von Risikofaktoren ein oraler Glukosetoleranztest (oGTT) mit 75g Glukose durchgeführt, um die venöse Plasmaglukose zu messen. Die WHO Richtlinien für die Durchführung eines oGTT sind folgende:
Der Test wird am Morgen nach drei-tägiger kohlenhydratreicher Kost und anschließender 10-16-stündiger Nahrungskarenz durchgeführt. Der Test findet im Sitzen oder Liegen statt. Innerhalb von fünf Minuten werden 75g Glukose, aufgelöst in 250-300ml Wasser, getrunken. Danach wird der Blutzucker sowohl zu Beginn als auch nach 120 Minuten gemessen.[14] Bei einem oGTT-2h-Wert im venösen Plasma von ≥200 mg/dl (≥11,1 mmol/l) kann Diabetes diagnostiziert werden.[15]

Weitere Werte werden für die Diagnose von Diabetes Mellitus verwendet:

- Nüchtern-Plasmaglukose von ≥ 126 mg / dl (≥ 7,0 mmol / l)
- Gelegenheits-Plasmaglukosewert von ≥ 200 mg / dl (≥ 11,1 mmol / l)
- HbA1c ≥ 6.5 % (≥ 48 mmol / mol) [15]

2.5.5 HbA1c

HbA1c gibt an, welcher Prozentteil von Hämoglobin (Protein in roten Blutzellen) an Glukose gebunden ist. Glykosyliertes Hämoglobin (HbA1c) wird verwendet, um die Blutzuckerkontrolle über zwei oder drei Monate hinweg zu bestimmen. Es zeigt außerdem wie gut eine Behandlung anschlägt.[16]

Eine Analyse von Sigal et al. zeigte, dass eine Reduktion des HbA1c um einen Prozentpunkt mit einer 14%-igen Reduzierung des Risikos für Herzinfarkt, einer Reduktion von 21% der Diabetes-assoziierten Todesfälle und einer Reduktion von 37% von mikrovaskulären Komplikationen einherging.[17] Die DDG hat sich 2010 ebenfalls der internationalen Empfehlung für die Verwendung von HbA1c angeschlossen, da die Messgenauigkeit verbessert wurde. Dass die Spezifität eines HbA1c Wertes von >6.5% ausreichend ist, um Diabetes mit großer Wahrscheinlichkeit richtig zu diagnostizieren, haben epidemiologische Untersuchungen gezeigt. Auch eine Sensitivität von <5.7% ist ausreichend, um Diabetes mit großer Sicherheit ausschließen zu können. Werden Werte von 5.7-6.5% gemessen oder liegen Risikofaktoren vor, muss die Messung der Plasmaglukose mit einem oGTT durchgeführt werden, um eine genaue Diagnose treffen zu können. Um einzuschätzen, ob eine Person an Diabetes leidet oder das Risiko erhöht ist, werden folgende Werte für die Klassifikation verwendet: [15]

- kein Diabetes: <5.7%; <39mmol/mol
- erhöhtes Risiko/ erhöhte Werte (→ oGTT durchführen): 5.7-6.5%; 39-48mmol/mol
- Diabetes: ≥ 6.5%; ≥ 48mmol/mol[15]

Kommt es zu einer Beeinflussung des Wertes, ist HbA1c nicht optimal für die Diagnose geeignet. Bei Nicht-Einhaltung der Standardisierung und in Abhängigkeit von der Messmethode kann es zu Messungenauigkeiten kommen. Da es zu einem altersbedingten

Anstieg des HbA1c von 0.4-0.7%-Punkten kommen kann, der unabhängig von Diabetes auftritt, kommt es auch hier zu einer Einschränkung der Aussagekraft und macht HbA1c für die alleinige Verwendung teilweise ungeeignet.[15]

Da HbA1c den Langzeitblutzucker (von ungefähr drei Monaten) angibt und zeigt, wie effektiv eine Diabetes-Behandlung ist, wurde in dieser Arbeit der genannte Wert zum Vergleich von Training mit Ernährungsstrategien ausgewählt, um die präventivmedizinische Wirkung der beiden Interventionen zu untersuchen.

2.5.6 Diabetes Mellitus Typ 1

5-10% der Diabetes–PatientInnen leiden unter Diabetes Mellitus Typ 1. Dieser Typ wird auch juveniler Diabetes genannt, da er meist schon bei Kindern und Jugendlichen auftritt. Hierbei kommt es durch eine zellvermittelte autoimmune Zerstörung der β-Zellen in der Bauchspeicheldrüse zu einem absoluten Insulinmangel, da aufgrund der Zerstörung kein oder zu wenig Insulin gebildet werden kann. Dieser Diabetes Typ ist meist immunologisch bedingt.[13] T1DM-PatientInnen müssen die Insulindosis täglich anpassen, um die Blutglukose zu regulieren. Um zu überleben, brauchen sie Insulin unbedingt. Die genaue Ursache für Diabetes Typ 1 ist nicht bekannt. Diabetes Typ 1 ist weder vermeidbar noch heilbar. Es wird vermutet, dass die Erkrankung durch ein Zusammenspiel von genetischen Faktoren und Umweltfaktoren entsteht, jedoch weist nichts auf ein bestimmtes Gen- bzw. Umweltrisiko hin. Symptome des T1DM sind starker Durst und übermäßiges Wasserlassen, ständiges Hungergefühl, Gewichtsabnahme, Sehveränderungen und Schwindel.[2]

Tabelle 2 fasst die Unterschiede der Hauptcharakteristika der beiden Diabetes-Typen zusammen:

Diabetes-Typ	**Zielgruppe**	**Symptome**	**Ursachen**	**Behandlung**
T1DM	Kinder/ Teenager – meist normalgewichtig	tritt plötzlich auf	kein/ zu wenig Insulin	Insulin

T2DM	Erwachsene/ wenige Kinder – meist übergewichtig	entwickelt sich über Jahre hinweg	nicht genug Insulin; Insulinresistenz der Zellen	Ernährung, Bewegung, kein Tabakkonsum, Medikamente, Insulin

Tabelle 2: Unterschiede zwischen Diabetes Typ 1 und Typ 2 (modifiziert nach Brill, 2012)[16]

2.6 Ernährung

2.6.1 Ernährung & Diabetes Typ 2

Ernährung hat einen wichtigen Effekt auf die Entstehung und das Risiko von Diabetes Typ 2. Eine Lebensstilintervention, die mit einer Veränderung der Ernährung einhergeht, ist eine der wirksamsten Maßnahmen zur Risikoreduzierung.[5] Überernährung wurde bereits im 20. Jahrhundert als eine der Hauptursachen für Diabetes identifiziert. Während des ersten und zweiten Weltkrieges wurde in Ländern mit Nahrungsknappheit (z.B. Deutschland und andere europäische Länder) ein Rückgang in der Diabetes-Mortalität dokumentiert. In anderen Ländern ohne Nahrungsknappheit (z.B. Japan und Nordamerika) konnte keine Veränderung der Mortalität beobachtet werden.[18]

Ein systematischer Review und eine Metaanalyse von Schwingshackl et al. untersuchte die Beziehung zwischen den zwölf Lebensmittelhauptgruppen und Diabetes Typ 2. Rotes Fleisch, verarbeitetes Fleisch und gesüßte Getränke resultierten bei erhöhtem Konsum in einem signifikanten Anstieg von Diabetes. Der Konsum dieser Nahrungsmittel führte zu einem dreifachen Diabetesrisiko, verglichen mit Nicht-Konsum. Im Gegensatz dazu konnte ein optimaler Verzehr von Vollkorngetreide, Obst und Milch das Risiko um 42 Prozent senken.[19]

2.6.2 Ernährungsformen

In der vorliegenden Arbeit wurden jene Ernährungsformen zum Vergleich gewählt, die in wissenschaftlichen Studien mit einer Gewichtsreduktion und einer präventivmedizinischen Wirkung für NCDs in Verbindung gebracht werden konnten. Bei den meisten T2DM-PatientInnen ist eine Veränderung des Lebensstils, die eine

Gewichtsreduktion mit sich bringt, die wichtigste Maßnahme in der Therapie und Prävention von Folgeerkrankungen.[5] Vier verschiedene Ernährungsformen wurden aufgrund dieses Kriteriums ausgewählt: Mediterrane Diät [20-22], Low Carb/ High Fat [23], High Carb/ Low Fat [23] und eine vegane/ vegetarische Ernährungsform [24,25].

Die mediterrane Diät zeichnet sich durch einen hohen Konsum an Gemüse, Hülsenfrüchten, Obst und komplexen Kohlenhydraten aus. Fisch wird in moderater Menge verzehrt und Olivenöl ist der Hauptlieferant von Fett.[26]

Bei der Low Carb/ High Fat Diät werden nur 35% der Gesamtenergiezufuhr durch Kohlenhydrate gedeckt. Der Fettanteil kann dabei variieren. Vor allem wird auf proteinreiche Nahrungsmittel gesetzt, meist ist der Anteil an tierischen Produkten sehr hoch. Im Gegensatz dazu, wird bei der High Carb Diät mindestens 60% der Energie in Form von Kohlenhydraten verzehrt, welche vor allem in Form von komplexen Kohlenhydraten aufgenommen werden sollten. Dabei wird auf eine geringe Fettzufuhr geachtet.[27] Die vegetarische Ernährungsform schließt Fleisch und Fisch aus. Eier, Milch, Milchprodukte und Honig werden jedoch verzehrt. Bei der veganen Ernährung wird jedes Lebensmittel tierischen Ursprungs ausgeschlossen.[28]

2.6.3 Ernährungsempfehlungen bei Diabetes Typ 2

Die DDG empfiehlt Menschen mit Übergewicht oder Adipositas sich an individuelle Ernährungsempfehlungen zu halten, um das Risiko für Diabetes und weitere Folgeerkrankungen zu senken. Um 5-10% des Ausgangsgewicht in sechs Monaten zu verlieren, wäre ein tägliches Kaloriendefizit von 500kcal optimal. Wurde das Gewicht reduziert, ist es außerdem wichtig, dieses langfristig zu stabilisieren. Die DDG empfiehlt eine kohlenhydratreduzierte und/oder fettreduzierte Diät.[29] Die ganz genaue Makronährstoffzusammensetzung scheint keinen signifikanten Einfluss auf die Gewichtsabnahme zu haben.[30]

Menschen mit Diabetes sollten zu einer gesunden und ausgewogenen Ernährung motiviert werden, dabei sollten die derzeitigen Routinen der Ernährung berücksichtigt werden. Auf industriell-verarbeitete Lebensmittel sollte so gut wie möglich verzichtet werden und der Konsum von Saccharose sollte auf <25g/Tag (WHO-Empfehlung) begrenzt werden. Die PatientInnen sollten in der Lage sein, die Art und die Menge von Kohlenhydraten einzuschätzen und Lebensmittel, die den Blutzucker erhöhen, erkennen zu können. Bei DiabetikerInnen mit Niereninsuffizienz sollte die Eiweißzufuhr bei maximal 0,8g/kg liegen. Es gilt kein generelles Zuckerverbot. Große Mengen an Saccharose, Fruktose, Xylit oder zuckerhaltigen Getränken sollten jedoch vermieden werden. Fettreiche Lebensmittel sollten ebenfalls nur in sehr geringen Mengen aufgenommen werden, wie zum Beispiel fettes Fleisch, Wurstwaren, Backwaren, Sahne, Chips oder Schokolade.[31]

2.7 Bewegung und Training

2.7.1 Unterschied Bewegung und Training

Häufig werden die Begriffe Training und Bewegung als Synonym verwendet. Da diese Begriffe jedoch unterschiedliche Bedeutungen haben, muss zwischen ihnen differenziert werden und eine eindeutige Definition gewählt werden. Training ist die regelmäßige Bewegung, die in den Organen, die dabei beansprucht werden, Wachstum auslöst. Training dient dabei der Verbesserung der körperlichen Fitness und der Beeinflussung von Körperfunktionen. Im Gegensatz dazu führt Bewegung (zum Beispiel in Beruf und Freizeit) nicht zur Änderung der Morphologie und der funktionellen Kapazität. Training muss in der richtigen Intensität (% der maximalen Leistung), genügend lang (Belastungszeit über dem Minimum), genügend oft (mind. dreimal pro Woche) und ganzjährig durchgeführt werden, um wirksam sein zu können. Kommt es zu einem Abbruch des Trainings, schwindet auch der bis dahin erreichte Trainingseffekt. Das geschieht umso schneller, je kürzer die Phase war, in der trainiert wurde. Innerhalb des Trainings wird wiederum zwischen Kraft- und Ausdauertraining unterschieden. Krafttraining (Muskelhypertrophie-Training) verbessert nur die Muskelkraft, Ausdauertraining nur die Ausdauer.[32]

VO_{2max} (maximale Sauerstoffaufnahme) wird zur Bewertung der Ausdauerleistung verwendet. Bei Ausdauertraining muss mindestens ein Fünftel der Gesamtmuskelmasse aktiv sein. Die Intensität sollte mindestens bei 50% liegen, darunter ist die Wirkung nur minimal. Krafttraining wird durch das Einwiederholungsmaximum (EWM) gemessen. Das entspricht der Kraft, die bei einer einmaligen Durchführung einer Übung maximal aufgewendet werden kann. Eine Intensität von 40% sollte pro Satz mindestens überschritten werden.[32]

2.7.2 Training und Diabetes Typ 2

Eine der wichtigsten Interventionen bei Diabetes stellt die Bewegung und das Training dar. Bereits geringe Bewegungssteigerungen bringen eine Verbesserung der Gesundheit mit sich.[33] Bei leichteren Diabetes-Fällen ist eine Heilung durch eine medizinische Trainingstherapie möglich. Kraft- und Ausdauertrainings sind dabei fast gleichermaßen wirksam.[32] Durch Bewegung kann der transmembranöse Glukosetransport gesteigert werden, indem die Translokation von Glukosetransportern (GLUT-4) aus den intrazellulären Kompartimenten (z.B. endoplasmatisches Retikulum) in die Muskelzellmembran stimuliert wird. Bei körperlicher Aktivität führt dieser Mechanismus schließlich zur Blutzuckersenkung. Der genannte Prozess tritt bereits nach 20-30 Minuten ein. Bei regelmäßiger Durchführung von Kraft- und Ausdauertraining kann es zu einer Verfestigung des Prozesses kommen. Außerdem bindet Insulin stärker an Rezeptoren in den Muskeln und die Insulinrezeptoren vermehren sich durch Training. Ebenso wird die Aktivität der Enzyme, die am Energiestoffwechsel beteiligt sind, erhöht und die Kapillardichte in den Muskeln nimmt zu.[34]

2.7.3 Trainingsempfehlungen bei Diabetes Typ 2

Für Menschen mit Übergewicht und Adipositas ist körperliche Bewegung zur Gewichtsabnahme und -stabilisierung äußerst hilfreich. Bewegung ist zusätzlich zu einer Ernährungstherapie eine wichtige Maßnahme, um das Risiko für Folgeerkrankungen bei Übergewicht wie zum Beispiel T2DM und das vaskuläre Risiko zu senken. Sitzende Tätigkeiten sollten alle 30 Minuten kurz unterbrochen werden. Um das Gewicht langfristig und effektiv zu reduzieren, werden mindestens 150 Minuten/Woche Bewegung bei moderater bis intensiver Intensität oder 75 Minuten mit intensiver Intensität empfohlen. Dies sollte einem Kaloriendefizit von ungefähr 1200 – 1800 kcal/Woche entsprechen. Krafttraining wird zusätzlich 2-3Mal/Woche empfohlen. Ergänzend sollte auch die Alltagsbewegung erhöht werden (z.B. Treppensteigen, spazieren, putzen).[29]

Welche Sportarten geeignet sind, sollte individuell entschieden werden. Empfehlenswert sind jedoch eine Kombination aus aerobem Ausdauertraining und Krafttraining.[31]

Aerobes Ausdauertraining ist optimal, da es positive metabolische und kardiovaskuläre Effekte aufweist. Bestenfalls werden große Muskelgruppen mit einem geringen Widerstand in gleichbleibender Form beansprucht. Dies kann zum Beispiel durch Nordic

Walking, Schwimmen, Radfahren, Wandern oder schnelles Gehen erreicht werden.[33] Um eine Gewichtsabnahme zu erreichen, reicht Krafttraining allein nicht aus – die beiden Arten sollten kombiniert werden.[29] Vor allem Personen ab 50 Jahren sollten ihre Geschicklichkeit, Reaktionsfähigkeit, Koordination und Beweglichkeit trainieren.[31] Übergewichtige oder adipöse Menschen sollten dazu motiviert werden, sich zu bewegen und ihre Alltagsbewegung zu steigern, da das neben der Reduktion des Gewichts noch viele weitere gesundheitliche Vorteile mit sich bringt. Das Training sollte mit einer niedrigen Belastungsstufe begonnen werden (bei anfänglich geringer kardiorespiratorischen Fitness) und immer weiter gesteigert werden.[29]

2.8 Wirkung von Ernährung und Training auf T2DM

Die effektivste Strategie Gewicht und damit das Risiko für Diabetes und Folgeerkrankungen zu reduzieren, ist eine Veränderung des Lebensstil hin zu einer ausgewogenen Ernährung und reichlich Bewegung und Training.[5] Ein systematischer Review von Balk et al. untersuchte Studien zu Ernährungs- und Bewegungsprogrammen und deren Wirkung auf das Diabetesrisiko. Dabei wurden 53 Studien mit 66 verschiedenen Programmen ausfindig gemacht. Der Review zeigte, dass Ernährungs- und Bewegungsförderprogramme das Diabetesrisiko, das Körpergewicht, den Nüchtern-Blutzucker und andere kardiometabolische Risikofaktoren signifikant senken konnten. Da sehr viele Programme eingeschlossen wurden, konnten die wichtigsten Elemente eines solchen Programmes nicht genau identifiziert werden. Je intensiver das Programm jedoch war, desto größer war die Wirkung auf die Risikoreduktion.[4]

Eine randomisierte, kontrollierte Studie von Andrews et al. untersuchte den Effekt von Ernährung und Bewegung auf Diabetes-PatientInnen. 593 TeilnehmerInnen wurden in drei Gruppen aufgeteilt: die Kontrollgruppe (anfangs Ernährungsberatung), intensive Ernährungsintervention (Beratung alle drei Monate, Unterstützung durch eine Krankenschwester) und Ernährung kombiniert mit Bewegungsprogramm. Die Ergebnisse dieser RCT zeigten, dass sich die HbA1c-Werte bei der Kontrollgruppe nach einem Jahr verschlechterten. Bei den anderen beiden Gruppen wurde eine Verbesserung des HbA1c Wertes festgestellt, wobei ein etwas größerer Effekt bei der Ernährungs- und

Bewegungsgruppe festzustellen war. Außerdem verbesserte sich das Körpergewicht und die Insulinresistenz der TeilnehmerInnen in den beiden Interventionsgruppen.[35]

Ein weiterer systematischer Review von Barreira et al., der 30 Studien einschloss, untersuchte ebenfalls den Einfluss von Ernährungsprogrammen (hoher Konsum an Gemüse, Getreide, Obst, Hülsenfrüchte, etc.) und körperlicher Aktivität (Ausdauer, Kraft und Beweglichkeit) auf biochemische Marker bei Diabetes-PatientInnen. Es wurde gezeigt, dass sich die Glukosekonzentration im Blut und das Lipid-Profil bei den TeilnehmerInnen durch die Interventionen verbesserten.[3]

Diese Ergebnisse zeigten den großen Effekt von Lebensstilinterventionen, die mit einer Verbesserung der Ernährungsgewohnheiten und einer gesteigerten körperlichen Aktivität einhergingen, auf die Prävention und die Behandlung von Diabetes.
Es wird davon ausgegangen, dass eine Kombination aus einer bedarfsgerechten Ernährung und Training den insgesamt größten Effekt auf Diabetes hat. Das Ziel dieser Metaanalyse ist jedoch, herauszufinden, welche der beiden Strategien, getrennt betrachtet, den größeren Einfluss hat.

3 Methodik

Die systematische Literatursuche wurde anhand der Datenbanken Google Scholar, Web of Science, Pubmed und Science Direct durchgeführt. Folgende Schlagworte wurden zur Suche verwendet „ (diet OR plant-based diet OR mediterranean diet OR training OR physical activity OR VO_2max OR sports) AND (diabetes type 2 OR diabetes type 2 mortality OR prevention OR diabetes control OR mortality OR diabetes prevention OR HbA1c) ". Darüber hinaus wurden die Literaturverzeichnisse der gefundenen Studien auf weitere, passende Literatur untersucht. Es wurden ausschließlich Arbeiten auf Deutsch und Englisch ausgewählt. Das Publikationsjahr wurde hauptsächlich auf Studien ab 2010 eingeschränkt, um möglichst aktuelle Studien zu erhalten und die Auswahl einzuschränken. Studien von Davis et al. 2009 und von Sigal et al. von 2007 wurden trotzdem eingeschlossen, da sie die anderen Kriterien erfüllten und eine hohe Qualität aufwiesen. Die Literaturrecherche fand von Ende Jänner 2019 bis Ende März 2019 statt.

3.1 Inklusionskriterien

Studien, die die Präventivwirkung von Ernährung oder Training auf Diabetes Typ 2 bei Erwachsenen ($\geq$ 18 Jahre) untersuchten, wurden in die Metaanalyse eingeschlossen. Dabei musste der HbA1c- Wert (%) (MW $\pm$ SD/ 95% KI) über den Untersuchungszeitraum (Anfang und Ende) gegeben sein, um erkennen zu können, ob eine bestimmte Diät oder Trainingsstrategie das Risiko für Diabetes Typ 2 reduzierte. Wichtig war es, dass dabei Training und Ernährung getrennt untersucht wurden.

Eingeschlossen wurden Studien mit Ernährungsstrategien, die in unterschiedlichen Studien mit signifikanter Gewichtsreduktion verbunden waren, da eine Gewichtsreduktion das Risiko für Diabetes senken kann. Folgende Ernährungsformen wurden dabei eingeschlossen:

- Mediterrane Diät [20-22]
- Low Carb/ High Fat/ High Protein (LCHF) [23]
- High Carb/ Low Fat Diät [23]
- Vegane/ vegetarische Ernährung [24,25]

Bei manchen Studien variierten je nach Untersuchung die Ernährungs- oder Trainingsformen. Daher ließ sich die Anzahl der ausgewählten unterschiedlichen Ernährungs- oder Trainingsformen nicht genau definieren.

Bei der Auswahl der Studien bezüglich Trainings gab es keine Einschränkungen. Wichtig war jedoch, dass der Effekt von Training (Ausdauer- und/oder Krafttraining) und nicht von Alltagsbewegung untersucht wurde. Es wurde darauf geachtet, dass das Studiendesign randomisierte, kontrollierte Studien oder Kohortenstudien waren, damit eine ausreichende Qualität der Metaanalyse gewährleistet werden konnte. Die Studie von Itsiopoulos et al.[36] war eine Cross Over Studie, da sie aber randomisiert war und eine Kontrollgruppe vorweisen konnte, wurde sie eingeschlossen. Die Studie von Støa et al. war nicht randomisiert, weil die beiden Interventionen nicht gleichzeitig starteten. Da es aber eine Kontrollgruppe gab und die StudienteilnehmerInnen nicht wussten für welche der beiden Interventionen sie sich meldeten, wurde sie trotzdem eingeschlossen.[37]

Bei der Auswahl wurde darauf geachtet, dass die Methodik und die Dauer der Studien ähnlich waren. Die Studien wurden in der statistischen Auswertung nach der Anzahl der TeilnehmerInnen gewichtet.

3.2 Exklusionskriterien

Ausgeschlossen wurden Studien, die weder die Veränderung von HbA1c untersuchten noch dem ausgewählten Studiendesign entsprachen (RCTs, Kohortenstudie). Studien, die andere Parameter oder ausschließlich die Gesamtmortalität untersuchten, wurden nicht beachtet. Ebenfalls ausgeschlossen wurden Studien mit Erwachsenen ohne Diabetes, bzw. mit Diabetes Typ 1, Studien ohne der in Punkt 3.1 genannten Ernährungsformen, Studien mit Kindern oder Tieren, sowie nicht-deutsche und nicht-englische Literatur.

3.3 Statistische Analyse

Die statistische Auswertung wurde mit dem Programm Review Manager 5.3.5 der Cochrane Collaboration durchgeführt. Die Mittelwerte und die Standardabweichungen von HbA1c nach der Intervention wurden in einem *random effects* Modell mit der Kontrollgruppe verglichen. Diese Überprüfung wurde zweimal durchgeführt – einmal für die Ernährungsstrategien und einmal für Trainingsinterventionen. Insgesamt wurden 22

Studien in die Metaanalyse eingeschlossen. Darüber hinaus wurde mit einer Sensitivitätsanalyse der Effekt der Einzelstudien auf das Endergebnis untersucht. Um einen potentiellen Publikationsbias zu identifizieren wurden zwei Funnel Plots erstellt und optisch ausgewertet. Zu beachten ist jedoch, dass eine Bewertung der Symmetrie erst ab zehn eingeschlossenen Studien wirklich aussagekräftig ist, was bei elf Studien pro Strategie gerade möglich war. Ein Heterogenitätstest wurde direkt von Review Manager durchgeführt.

3.3.1 Unterschied zwischen *random effects* und *fixed effects*

Bei der Erstellung einer Metaanalyse geht das *random effects* Modell von der Annahme aus, dass der Effekt zwischen den Studien variiert und schätzt dabei den Mittelwert der Verteilung der Effekte. Des Weiteren wird angenommen, dass jede Studie ihren eigenen Effekt hat, und dass sich diese voneinander unterscheiden. Dabei wird Heterogenität erwartet. Anstelle eines einzigen Effekts werden mehrere, zusammenhängende Effekte angenommen, je nachdem wie und wo die Intervention durchgeführt wird. Zusätzlich zur Varianz wird tau^2 berechnet. Tau^2 schätzt die Varianz der Verteilung der Effekte. Hierbei könnte das Problem entstehen, dass die Studieneffekte falsch geschätzt werden, entweder wenn die Wahrscheinlichkeit für einen Bias vorliegt, oder wenn zu wenige Studien vorhanden sind.[38]

Im Gegensatz dazu, geht das *fixed effects* Modell davon aus, dass alle Studien den gleichen Effekt zeigen und schätzt daher nur einen Effekt. Die Ergebnisse unterscheiden sich nur aufgrund der Zufallsfehler. Die Heterogenität wird dabei außer Acht gelassen.[38]

Da nicht angenommen wird, dass in dieser Metaanalyse alle Studien den gleichen Effekt messen, wurde für diese Metaanalyse das *random effects* Modell gewählt.

4 Ergebnisse

4.1 Studienauswahl

Bei der Literaturrecherche in unterschiedlichen Datenbanken und in Literaturverzeichnissen wurden 117 Studien ausfindig gemacht. Nach Entfernung der Duplikate und einem Screening der Abstracts wurden 37 Studien ausgeschlossen, da sie den Einschlusskriterien nicht entsprachen. Mit den verbliebenen 80 Studien wurde ein Screening der Volltexte durchgeführt. Dabei wurden weitere 58 Studien ausgeschlossen. Teilweise handelte es sich bei den TeilnehmerInnen nicht um Diabetes-PatientInnen, bzw. wurden Diabetes Typ 1 oder andere Parameter als HbA1c untersucht. In einer Studie von Byrkjeland et al. wurde HbA1c beispielsweise als Median (+25. und 75. Perzentile) angegeben und konnte deshalb nicht verwendet werden.[39] Tierstudien und Studien ohne Kontrollgruppe wurden ebenfalls ausgeschlossen. Insgesamt wurden 22 Studien mit Daten von insgesamt 1416 Personen (und die Baseline Daten von 85 weiteren Personen) für die Metaanalyse ausgewählt. Davon wurden in elf Studien Ernährungsstrategien und in den weiteren elf Studien Trainingseffekte untersucht. Die Studiendauer reichte von zwölf Wochen bis zu 68 Wochen. Eine Langzeitstudie von Espostio et al.[40] dauerte vier Jahre. Da sich das Ergebnis nicht stark von den anderen unterschied, wurde sie eingeschlossen.

Um in die Metaanalyse eingeschlossen zu werden, musste der HbA1c–Wert zu Beginn und am Ende der Studie in Prozent angegeben sein. Der Vergleich einer Intervention mit einer Kontrollgruppe war dafür nicht relevant, sondern die Verbesserung durch eine Ernährungsform oder Trainingsstrategie. In jeder Gruppe wurden die gepoolten Anfangswerte und Endwerte bestimmt und dann überprüft, ob es Unterschiede in den jeweiligen Differenzen gab. Beim Auftreten von Unterschieden wurde bestimmt, zu Gunsten welcher Gruppe das Ergebnis ausfiel. Die Kontrollgruppe in der Metaanalyse stellte die Anfangswerte der einzelnen Interventionen dar. Waren die Anfangs- und Endwerte für mehr als eine Ernährungs- oder Trainingsform innerhalb einer Studie gegeben, wurden pro Studie teilweise mehrere Werte in die Metaanalyse hinzugefügt. Aus neun Studien wurden mehr als ein Anfangs- und End-HbA1c-Wert entnommen.[17,41-48]
Bei den Studien zum Training wurden insgesamt 19 verschiedene Interventionsgruppen eingeschlossen, bei den Ernährungsstudien nur 15, da insgesamt mehr TeilnehmerInnen

in den Ernährungsgruppen (+291 Baselinewerte, +256 Endwerte) waren.

In Studien, in denen der HbA1c- Wert in mmol/mol gegeben war, wurde er mit folgender Formel umgerechnet:

$$\boldsymbol{HbA1c}_{[\%]} = HbA1c_{[mmol/mol]} * 0.0915 + 2.15$$ [49]

Abbildung 1 zeigt ein Flow Chart, das den Verlauf der Literaturrecherche bis zur Auswahl der in die Metaanalyse eingeschlossenen Studien darstellt.
Die Tabellen 3 und 4 zeigen die Charakteristika der inkludierten Studien – aufgeteilt in Ernährung und Training.

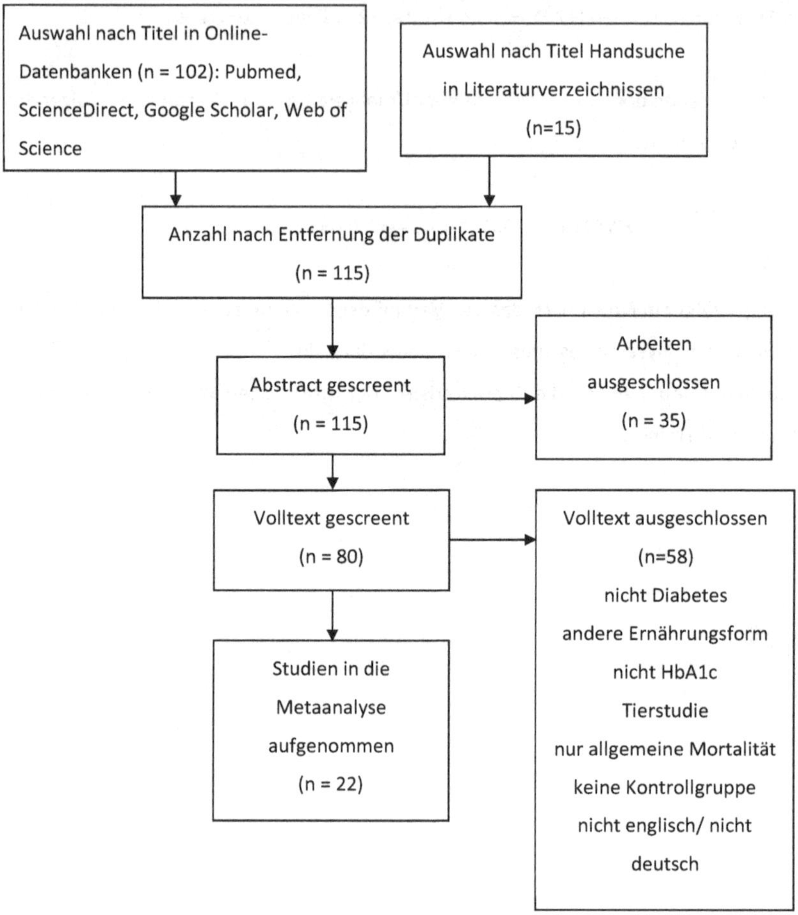

Abbildung 1: Flowchart zur Darstellung der Auswahl der eingeschlossenen Studien

Tabelle 3: Charakteristika der eingeschlossenen Studien – Ernährung

Studie	**Population – Charakteristika, TeilnehmerInnen -zahl, Geschlecht, Alter**	**Studiendesign**	**Studiendauer + Follow-Up (in Jahren)**	**Intervention**
Esposito et al. 2014[40]	übergewichtige (BMI MW: 29.6 kg/m^2) Frauen (ca. 50%) und Männer im mittleren Alter, bei denen vor kurzem Diabetes diagnostiziert wurde (n=215) ohne	randomisierte, kontrollierte Studie, in 2 Gruppen aufgeteilt: Low Carb mediterrane Diät (LCMD) (n=108) + Low Fat Diät (n=107)	4 Jahre + Follow-Up bei TN, die keine Medikamente brauchten, bis zum Endpunkt = Verwendung von Medikamente n; nach 6.1 Jahren in der Low Fat	Energierestriktion beider Gruppen: 1500kcal/Tag für Frauen; 1800kcal/Tag für Männer, **LCMD** = viel Gemüse, Vollkorngetreide, wenig rotes Fleisch, stattdessen Fisch und Geflügel, ≤50% Kohlenhydrate, mind. 30% Fett (Hauptfettquelle 30-50g Olivenöl). Kontrollgruppe: **Low Fat** ≤30% Fett, ≤10% gesättigte Fettsäuren. **beide Gruppen:** Ernährungsberatung (im ersten Jahr monatlich) + Ernährungstagebuch körperliche Aktivität sollte erhöht werden, keine genauen Anweisungen dazu

	Medikamente; MW HbA1c: 7.7%		Gruppe, nach 8.1 Jahren in der LCMD Gruppe	
Itsiopoulos et al. 2011[36]	Erwachsene (47-77J.) mit Diabetes Typ 2 (n=27), 16 TN → übergewichtig (BMI MW = 30.7 kg/m^2)	randomisierte Crossover–Studie, in 2 Gruppen eingeteilt	12 Wochen	Interventionsdiät *ad libitum*: **Mediterrane Diät** wie in der Seven Countries Study, Rezepte aus kretischen Kochbüchern aus den 1960ern, Mahlzeiten wurden für die TN vorbereitet und gratis zur Verfügung gestellt, traditionelle Gerichte, Vollkornbrot, Oliven, getrocknete Früchte, Nüsse, Olivenöl, drei Portionen Obst/ Tag, 11MJ/Tag, 40% Fett, 44% Kh, viele Ballaststoffe (47g/d); **Kontrollgruppe**: gewohnte Diät 12 Wochen lang, dann andere Diät
Elhayany et al. 2010[46]	übergewichtige (BMI MW = 31.4 kg/m^2) Erwachsene mit T2DM (n=259),	prospektive, randomisierte Interventionsstudie, TM: n= 63, ADA: n= 55, LCM: n=61;	12 Monate	**TM (traditionelle Mediterrane Diät)**: 50% Kohlenhydrate, 30% Fett, 20% Protein, 30g Ballaststoffe; **LCM (Low Carb mediterranen)**: 35% Kh, 45% Fett (50% mehrfach ungesättigt FS), 30%Ballaststoffe;

	Dropouts nach 12 Monaten: n = 65			**ADA Empfehlungen**: 50% Kohlenhydrate, 30% Fett, 20% Protein, 15% Ballaststoffe TM und LCM – nur Kohlenhydrate mit niedrigem glykämischen Index; 4-6 Mahlzeiten/ Tag Ernährungsberatung: alle 2 Wochen es wurde geraten, Sport zu betreiben
Mishra et al. 2013[50]	übergewichtige (BMI >25 kg/m²) Erwachsene mit Diabetes (n=291) – Angestellte von 10 Sitzen eines großen US-Unternehmens, Dropouts: n=80	randomisierte, kontrollierte Studie. die TN wurden randomisiert in zwei Gruppen eingeteilt: vegane Diät: n=142, Kontrolle: n=149	18 Wochen	**vegane Low Fat Diät**: keine tierischen Produkte, wenig Öl, <3g Fett pro Mahlzeit, Lebensmittel mit niedrigem glykämischen Index, Vitamin B12 Supplement, die Kantine des Unternehmens wurden an die Studie angepasst, es wurde ein veganes, Low-Fat Menü angeboten – das Angebot wurde sichtbar beworben, variierte jedoch je nach Kantine, unterstützende Gruppengespräche wurden einmal in der Woche angeboten; **Kontrollgruppe**: keine Änderung der Ernährung, keine Beratung, kein extra Angebot der Kantine
Krebs et al. 2012[51]	Erwachsene (30-75J.) mit BMI > 27 kg/m² und T2DM	randomisierte, kontrollierte Studie, die TN wurden im 1:1	1 Jahr + 1 Jahr Follow- Up, Outcomes	**High Carb**: 15% Protein, 55% Kh, 30% Fett **High Protein**: 30% Protein, 40% Kh, 30% Fett;

	(n=419), Dropouts: n= 125	Verhältnis durch computergenerierte Randomisierung in zwei Gruppen aufgeteilt, 70% beendeten die Studie nach 24 Monaten	wurden einmal nach 6, 12 und 24 Monaten gemessen	**Ziel beider Gruppen**: Reduktion von 500kcal/ Tag; es gab in den ersten 6 Monaten alle 2 Wochen und in den weiteren 6 Monaten jeden Monat ein Treffen mit einem/r DiätologIn, im zweiten Jahr gab es keine Treffen; es wurden Rezepte, angepasst an die ethnischen Gruppen, zur Verfügung gestellt; nach einem Jahr sollten die TN die Ernährung ein weiteres Jahr ohne Hilfe durch eine/n DiätologIn beibehalten
Kahleova et al. 2011[52]	Erwachsene mit Diabetes (n=74), 92% beendeten die ersten 12 Wochen	randomisierte, kontrollierte Studie, zufällig in zwei Gruppen eingeteilt: Interventionsgruppe n=37, Kontrollgruppe n= 37	24 Wochen	vegetarische Diät und konventionelle Diät mit ähnlicher Kalorienrestriktion (-500kcal/Tag); ersten 12 Wochen nur Ernährung, zweite 12 Wochen mit Training kombiniert (nur die ersten 12 Wochen für Metaanalyse relevant); **vegetarische Diät**: 60% kg, 15% Protein, 25% Fett; **Kontrolldiät (konventionelle DiabetikerInnen-Diät):** 50% Kohlenhydrate, 20% Protein, 30% Fett (<7% gesättigte FS, <200mg Cholesterin/Tag); **beide Gruppen**: Vitamin B12 Supplement, Alkohol auf ein (Frauen)/ zwei (Männer) Getränk(e) limitiert; die vegetarischen Mahlzeiten wurden in

				Restaurants und die DiabetikerInnen-Diät in einem Institut für klinische Medizin zur Verfügung gestellt; in den ersten 12 Wochen sollte die gewohnte körperliche Aktivität nicht verändert werden
Yamada et al. 2014[53]	PatientInnen mit Diabetes Typ 2 mit HbA1c 6.9%-8.4%, n= 24	randomisierte, vergleichende Studie; aufgeteilt in zwei Gruppen	6 Monate	**Kontrollgruppe**: konventionelle Diät mit Kalorienrestriktion, mussten Kalorien berechnen, 50-60% Kohlenhydrate, <20% Protein, <25% Fett; **Intervention: Low Carb Diät ohne Kalorienrestriktion**: Kohlenhydrate reduziert auf <130g/ Tag, pro Mahlzeit 20-40g, Lower Limit: <70g/Tag (um vor einer Ketose zu schützen), zweimal am Tag Süßigkeiten mit <5g/Tag **beide Gruppen**: Ernährungsberatung alle zwei Monate
Lee et al. 2016[54]	106 PatientInnen mit Diabetes Typ 2, 30 – 70 Jahre, HbA1c: 6 - 11%, Dropouts: n = 13	randomisierte, kontrollierte Studie, aufgeteilt in zwei Gruppen, vegane Diät n = 46, konventionelle	12 Wochen	**vegane Diät:** keine tierischen Produkte, Vollkorngetreide (vor allem brauner Reis), Gemüse, Obst, Hülsenfrüchte, keine verarbeiteten Produkte, Lebensmittel mit niedrigem glykämischen Index bevorzugen, Ernährungsberatung, keine Kalorienrestriktion; **konventionelle, koreanische Diät:** Diät nach den koreanischen Richtlinien, Kalorienrestriktion, 50-60%

		koreanische Diät n = 47		Kohlenhydrate, <25% Fett, 15-20% Protein, <7% gesättigte Fettsäuren, <200mg Cholesterin/ Tag, 3 Mahlzeiten und Snacks
Davis et al. 2009[45]	105 übergewichtige Erwachsene mit Diabetes Typ 2	randomisierte, klinische Studie, 1:1 in zwei Gruppen eingeteilt, Low Carb n= 55, Low Fat n = 50	12 Monate	**Low Carb**: nach Atkins Diät, 2 Wochen Kohlenhydratrestriktion (20-25g), sobald die TN Gewicht abnahmen +5g Kohlenhydrate / Woche; **Low Fat**: nach einem Diabetes Präventionsprogramm, 25% der Gesamtenergie aus Fett; 45 min Ernährungsberatung, Ernährungsplan für die ersten zwei Wochen, 6x30 min Ernährungsberatung in einem Jahr
Iqbal et al. 2010[48]	144 Erwachsene mit Diabetes Typ 2, nach 24 Monaten 52.7% Dropouts	randomisierte, kontrollierte Studie, LCD n = 70, LFD n = 74	12 und 24 Monate	**Low Carb- Diät (LCD):** <30g Kohlenhydrate/ Tag, Vollkornprodukte, gesunde Fette und Lebensmittel mit hohem Gehalt an Ballaststoffen wurden empfohlen, Fettkonsum/ Gesamtkalorien waren nicht eingeschränkt; **Low Fat – Diät (LFD):** <30% der Gesamtenergie in Form von Fett, Kaloriendefizit 500kcal/Tag, <7% gesättigte Fettsäuren, viel Obst und Gemüse; **beide Gruppen**: im ersten Monat jede Woche Ernährungsberatung, dann alle 4 Wochen, 30 min; körperliche Aktivität wurde nicht beachtet

Guldbrand et al. 2012[47]	61 Erwachsene mit Diabetes Typ 2, Dropouts nach 24 Monaten: n = 14	prospektive, randomisierte Studie, LFD n = 31, LCD n = 30	12 und 24 Monate	**Low Carb- Diät (LCD):** 50% Fett, 20% Kohlenhydrate, 30% Protein; **Low Fat – Diät (LFD):** 30% Fett, <10% gesättigte Fettsäuren, 60% Kohlenhydrate, 10-15% Protein; **beide Gruppen**: in der ersten Woche erhielten die TN Rezepte, Ernährungsberatung über die gesamte Dauer

Tabelle 4: Charakteristika der eingeschlossenen Studien – Training

Studie	**Population – Charakteristika, TeilnehmerInnen -zahl, Geschlecht, Alter**	**Studiendesign**	**Studiendauer + Follow-Up (in Jahren)**	**Intervention**
Cassidy et al. 2016[55]	PatientInnen mit Diabetes Typ 2 n= 28, Dropouts: n= 5	randomisierte, kontrollierte Studie, eingeteilt in zwei Gruppen: HIIT n= 14	12 Wochen	**HIIT (Intervall Training mit hoher Intensität):** Ergometer - drei Sessions/ Woche über 12 Wochen lang, mind. 32 Sessions mussten erfüllt werden, zuerst langsam, dann immer schneller, 5 min aufwärmen, 3 min abkühlen,

		und keine Intervention n= 14		Dauer der Zirkel steigerte sich in den Wochen um 10s (angefangen bei 2 min) Ernährung, Routine, Medikamente sollten nicht verändert werden **Kontrollgruppe:** keine Veränderung
Revdal et al. 2016[44]	21 PatientInnen mit Diabetes Typ 2, 20-65 Jahre, kein Insulin, Dropouts: n= 3 (HIIE: 1, SIE: 2)	randomisierte Studie, in zwei Gruppen eingeteilt: HIIE n =10, SIE n = 11	12 Wochen	**HIIE (High intensity interval exercise):** 27 min/ Training, 3 min aufwärmen, 10x 1 min bei 90% HRmax **SIE (sprint interval exercise):** 10 min pro Training, 2x20sek. bei höchstmöglicher Intensität **beide Gruppen**: dreimal/ Woche für 12 Wochen
Mitranun et al. 2014[43]	43 PatientInnen mit Diabetes Typ 2, 16 Männer, 29 Frauen, 50-70 Jahre, kein Training in den letzten sechs	randomisierte, kontrollierte Studie, die TN wurden in 3 Gruppen eingeteilt: (CON n=14, INT n=14, sedentary n=15), aufgeteilt in 3 Phasen: 1 (Woche 1-	12 Wochen	**kontinuierliches aerobes Training (CON):** 5 min aufwärmen, in Phase 1: das gleiche Training wie INT, Phase 2: 60% von VO_2peak in 5 min, 20 min beibehalten, 5 min abkühlen = insgesamt 30 min, in Phase 3: 65% von VO_2peak in 5 min, 30 min beibehalten, 5 min abkühlen = insgesamt 40 min **aerobes Intervalltraining (INT):** Phase 1: 5 min aufwärmen bis 50% VO_2peak, diese Intensität wurde 20 min

	Monaten, Dropouts: n=2	2), 2 (Woche 3- 6), 3 (Woche 7- 12)		beibehalten, 5 min abkühlen = 30 min, Phase 2: 5 min Aufwärmen, 4x1 min 80% VO_2peak + 4 min 50%, 5 min abkühlen = 30 min, Phase 3: aufwärmen um 60% VO_2peak in 5 min., 6x1 min 85% VO_2peak + 4 min 60%, 5 min abkühlen = 40 min beide Gruppen: gleicher Energieverbrauch, 30-40 min/Tag, dreimal/ Woche für 12 Wochen **sedentary:** diese Gruppe sollte die meiste Zeit sitzend verbringen, kein Training
Jorge et al. 2011[42]	48 TeilnehmerInnen mit Diabetes, 62.5% Frauen, Dropouts: n = 5	randomisierte, kontrollierte Studie, randomisiert in vier Gruppen eingeteilt: aerobic n = 12, resistance n = 12, combined n = 12, control n = 12	12 Wochen	**Krafttraining:** Konzentration auf große Muskelgruppen, bestand aus einem Zirkel mit sieben verschiedenen Übungen; **Ausdauertraining**: Radfahren mit ein Puls abhängig vom Laktathaushalt; **kombiniertes Training**: Krafttraining und Ausdauertraining gemischt, gleiche Intensität, die Hälfte des Volumens der anderen Gruppen; **Kontrollgruppe**: leichte Dehnübungen (nur für die Partizipation, ohne Muskeln/ kardiovaskuläre Fitness zu steigern) **alle Gruppen**: dreimal pro Woche, 60 min pro Session

Sigal et al. 2007[17]	251 Erwachsene mit Diabetes Typ 2, 39- 70 Jahre, Dropouts: n = 37	randomisierte, kontrollierte Studie, eingeteilt in vier Gruppen, Ausdauer n= 60, Kraft n = 64, kombiniert n = 64, Kontrollgruppe n = 63	22 Wochen	**Krafttraining:** 7 verschiedene Übungen, 2-3 Sets mit dem maximalen Gewicht (7-9 Wiederholungen); **Ausdauertraining**: am Laufband oder Ergometer (Fahrrad), Steigerung von 15 zu 20 min/ Training bei 60% des maximalen Puls zu 45 min bei 75%; **kombiniertes Training**: Kraft + Ausdauertraining; **Kontrollgruppe:** überwiegend sitzend, die körperliche Aktivität vor der Studie sollte beibehalten werden Ernährung sollte nicht verändert werden, Mitgliedschaft in einem Fitnessstudio als Kompensation, stieg das HbA1c >10.5% wurden Medikamente verabreicht
Church et al. 2010[41]	262 Erwachsene mit Diabetes Typ 2, die überwiegend sitzen, 30- 75 Jahre, Dropouts: n = 17	randomisierte, kontrollierte Studie, in vier Gruppen, Krafttraining n = 73, Ausdauer n = 72, kombiniertes Training n = 76, Kontrolle n = 41	9 Monate	**Krafttraining:** drei Tage/ Woche, zwei Sets vier Oberkörperübungen, drei Sets drei Beinübungen, zwei Sets zwei Bauchübungen, 10- 12 Wiederholungen, **Ausdauertraining**: 12kcal/kg/ Woche; **kombiniertes Training**: zwei Krafttraining-Sessions zu einem Set pro Muskelgruppe + Ausdauertraining; 150min/Woche = 10 bis 12kcal/kg, Intensität 50-80% VO_{2max}

				Kontrollgruppe: leichte Dehnübungen, die körperliche Aktivität vor der Studie sollte beibehalten werden, nicht mehr als 20min x3/ Woche
Najafipour et al. 2017[56]	anfangs: 65 PatientInnen mit Diabetes Typ 2, am Ende (nach 8 Jahren) waren noch 30 dabei, 33- 69 Jahre, Dropouts: n = 35	experimentelle, kontrollierte Studie mit Vorher-Nachher Design, eingeteilt in Interventionsgruppe n = 35 und Kontrolle n = 30	vier Analysen: nach 16 Wochen, 52 Wochen später, vier Jahre später, zwei Jahre später = insgesamt acht Jahre	**Training:** 10-15 min Dehnübungen zum Aufwärmen, 40-50min Ausdauertraining (Laufbahn, Fahrradergometer), 50-80% VO_{2max}, TN wurden durch einen Trainer eingeschult, 3x 90 min/ Woche **Kontrollgruppe**: TeilnehmerInnen in der Kontrollgruppe sollten ihren bisherigen Lebensstil beibehalten
Vinetti et al. 2015[57]	20 Männer mit Diabetes, BMI zwischen 25 und 34,9kg/m^2, 10 gesunde, normalgewichtige Männer als	randomisierte, kontrollierte Studie, Training n = 10, Kontrollgruppe n = 10, dritte Gruppe als Referenzpopulation n = 10	12 Monate	**beaufsichtigtes Training**: Kraft-, Ausdauertraining und Dehnübungen + medizinische Versorgung, Setting: im Krankenhaus mit Personal TrainerIn, die Dauer wurde über die Zeit von 140 zu 270 min/ Woche erhöht; Ausdauertraining mit einem Ergometer + Pulsmesser, Zeit pro Training von 15 bis 35 min in den ersten drei Monaten, Krafttraining 40-50 min verschiedene Übungen für große

	Referenzpopulation für die Evaluation vor Studienbeginn			Muskelgruppen, 3x8 Wiederholungen, erhöht auf 3x 12-15 Wiederholungen, Gewichte von 1-3kg erhöht auf 2-6 kg; Dehnübungen für den Ober- und Unterkörper; keine Ernährungsintervention; **Kontrollgruppe**: medizinische Standardversorgung, kein Training/ keine Intervention; **Referenzpopulation**: keine Intervention, kein Follow-Up
Støa et al. 2017[37]	38 übergewichtige Erwachsene mit T2DM, davon 23 Frauen, 20- 70 Jahre	nicht randomisiert, da die Interventionen nicht gleichzeitig starteten, kontrolliert, TN wussten nicht zu welcher Gruppe sie eingeteilt wurden, HAIT n = 19, MIT n = 19	12 Wochen	**HAIT (Hoch intensives aerobes Intervalltraining):** 4x 4 min mit einer Intensität von 85-95% HR_{peak}; **MIT (moderates Training):** kontinuierliches Training bei 70-75% HR_{peak}; **beide Gruppen**: die Trainings waren beaufsichtigt, die Art des Trainings war gehen oder laufen, drei Tage/ Woche, ungefähr gleicher Kalorienverbrauch, keine Ernährungsintervention

Hollekim-Strand et al. 2014[58]	47 PatientInnen mit Diabetes und diastolischer Dysfunktion, durchschnittlich 55.9 Jahre, 36% Frauen, Dropouts: n = 15 (nach einem Jahr)	randomisierte, kontrollierte Studie, MIE n = 23, HIIE n = 24	12 Wochen + Follow-Up nach einem Jahr (keine Werte dazu veröffentlicht)	**HIIE (Hoch intensives Intervalltraining):** die ersten 12 Wochen beaufsichtigt, dann zuhause, 4x4 min Intervall 90-95% der VO_{2max}, 40 min/ Training, dreimal/ Woche; **MIE (Training mit moderater Intensität):** > 10 min/ Training, 210 min/ Woche, von Anfang an unbeaufsichtigt zuhause
Rech et al. 2019[59]	44 ältere Personen mit Diabetes Typ 2, > 60 Jahre, HbA1c > 6,5%, Dropouts: n= 16	randomisierte, kontrollierte Studie, 1:1 in zwei Gruppen eingeteilt, Krafttraining n= 22, aktive Kontrollgruppe n = 22	12 Wochen	**Krafttraining:** dreimal/ Woche, Ganzkörpertraining – Eigengewicht und Geräte, Aufwärmen am Laufband, Dehnübungen nach dem Training, 2-3 Sets zu 10-12 Wiederholungen; **Kontrollgruppe**: Dehnübungen für große Muskelgruppen, 20-30s/ Übung, einmal/ Woche, 45 min, mit Aufsicht;

4.2 Ergebnisse und Interpretation - Ernährung

In Abbildung 2 werden die Ergebnisse der Ernährungsstudien als Forest Plot dargestellt. Wie zu sehen ist, wirken sich Ernährungsformen, die außerdem mit Gewichtsreduktion assoziiert sind, positiv auf den HbA1c Wert aus. Der HbA1c Wert konnte insgesamt um 0.63%-Punkte (95% KI [-0.91, -0.34], p = < 0.0001) signifikant reduziert werden.

Zudem wurde eine Subgruppenanalyse (Abbildung 3) durchgeführt. Die Studien wurden in die beiden Gruppen „≤ 6 Monate“ und „> 6 Monate“ eingeteilt. Diese Analyse zeigte, dass es bei den Kurzzeitstudien zu einer etwas stärkeren Reduktion von 0.71%-Punkten (95% KI [-0.83, -0.60], p<0.00001) des HbA1c-Wertes kam. Bei den Langzeitstudien wurde der Wert um 0.61%-Punkte (95%KI [-1.08, -0.14], p= 0.01) reduziert. Zusätzlich war der p-Wert höher, was jedoch nichts an der statistischen Signifikanz änderte.

Werden die beiden Subgruppen miteinander verglichen, zeigt sich, dass sich die Konfidenzintervalle überlappen und sich die Ergebnisse daher nicht signifikant voneinander unterscheiden.

Die Einzelstudiensensitivitätsanalyse in Tabelle 5 zeigt die Veränderung des Ergebnisses, wenn einzelne Studien ausgeblendet wurden. Den größten Effekt hatten die Studien von Elhayany et al. 2010 und Mishra et al. 2013 auf das Gesamtergebnis. Davon abgesehen hatten alle anderen Studien einen ähnlichen Einfluss. Keine Studie veränderte die Signifikanz des Effekts.

Study or Subgroup	Ernährungsintervention Mean	SD	Total	Baseline Mean	SD	Total	Weight	Mean Difference IV, Random, 95% CI
Davis et al. 2009	7.25	1.1	50	7.4	1.4	50	7.1%	-0.15 [-0.64, 0.34]
Davis et al. 2009a	7.21	0.9	55	7.5	1.5	55	7.3%	-0.29 [-0.75, 0.17]
Elhayany et al. 2010	6.3	1.4	61	8.3	1	61	7.5%	-2.00 [-2.43, -1.57]
Elhayany et al. 2010a	6.5	0.8	63	8.3	1	63	8.1%	-1.80 [-2.12, -1.48]
Esposito et al. 2014	7.25	0.5	108	7.75	0.9	108	8.7%	-0.50 [-0.69, -0.31]
Guldbrand et al. 2012	7.3	3.2	31	7.2	2.9	31	2.5%	0.10 [-1.42, 1.62]
Guldbrand et al. 2012a	7.3	3.3	30	7.5	3.1	30	2.3%	-0.20 [-1.82, 1.42]
Iqbal et al. 2010	7.8	0.6	28	7.9	1.7	28	6.0%	-0.10 [-0.77, 0.57]
Iqbal et al. 2010a	7.3	0.6	40	7.6	1.3	40	7.4%	-0.30 [-0.74, 0.14]
Itsiopoulos et al. 2011	6.8	1.3	27	7.1	1.8	27	5.1%	-0.30 [-1.14, 0.54]
Kahleova et al. 2010	6.95	1	31	7.6	1.4	37	6.6%	-0.65 [-1.22, -0.08]
Krebs et al. 2012	7.8	1.3	158	8	1.2	212	8.4%	-0.20 [-0.46, 0.06]
Lee et al. 2016	7.1	1.3	46	7.7	1.3	46	6.9%	-0.60 [-1.13, -0.07]
Mishra et al. 2013	6.78	0.4	96	7.52	0.5	96	8.9%	-0.74 [-0.87, -0.61]
Yamada et al. 2014	7	0.7	12	7.6	0.4	12	7.3%	-0.60 [-1.06, -0.14]
Total (95% CI)			**836**			**896**	**100.0%**	**-0.63 [-0.91, -0.34]**

Heterogeneity: $Tau^2 = 0.23$; $Chi^2 = 116.62$, df = 14 ($P < 0.00001$); $I^2 = 88\%$
Test for overall effect: $Z = 4.32$ ($P < 0.0001$)

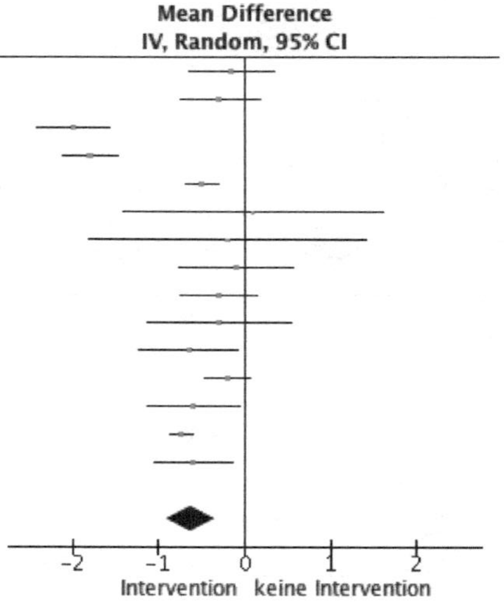

Abbildung 2: Forest Plot mit gepoolten Mittelwertdifferenzen und deren 95%-Konfidenzintervalle für Ernährungsinterventionen aus 11 Studien. Es wurden jeweils die Werte vor und nach der Intervention untersucht. Für jede Studie wird der Punktschätzer als kleines Quadrat angegeben. Das 95%-Konfidenzintervall wird als horizontale Linie dargestellt. Die Größe des Quadrats zeigt die Gewichtung der einzelnen Studien in der Metaanalyse. Die schwarze Raute am Ende der Abbildung stellt den Gesamt- Effektschätzer aller Studien dar. Abkürzungen: SD: Standardabweichung, I^2: Heterogenitätsmaß, CI: Konfidenzintervall.

Study or Subgroup	Ernährungsintervention Mean	SD	Total	Baseline Mean	SD	Total	Weight	Mean Difference IV, Random, 95% CI
1.2.1 <= 6 Monate								
Itsiopoulos et al. 2011	6.8	1.3	27	7.1	1.8	27	5.1%	-0.30 [-1.14, 0.54]
Kahleova et al. 2010	6.95	1	31	7.6	1.4	37	6.6%	-0.65 [-1.22, -0.08]
Lee et al. 2016	7.1	1.3	46	7.7	1.3	46	6.9%	-0.60 [-1.13, -0.07]
Mishra et al. 2013	6.78	0.4	96	7.52	0.5	96	8.9%	-0.74 [-0.87, -0.61]
Yamada et al. 2014	7	0.7	12	7.6	0.4	12	7.3%	-0.60 [-1.06, -0.14]
Subtotal (95% CI)			**212**			**218**	**34.7%**	**-0.71 [-0.83, -0.60]**
Heterogeneity: $Tau^2 = 0.00$; $Chi^2 = 1.56$, df = 4 (P = 0.82); $I^2 = 0\%$								
Test for overall effect: Z = 11.99 (P < 0.00001)								
1.2.2 >6 Monate								
Davis et al. 2009	7.25	1.1	50	7.4	1.4	50	7.1%	-0.15 [-0.64, 0.34]
Davis et al. 2009a	7.21	0.9	55	7.5	1.5	55	7.3%	-0.29 [-0.75, 0.17]
Elhayany et al. 2010	6.3	1.4	61	8.3	1	61	7.5%	-2.00 [-2.43, -1.57]
Elhayany et al. 2010a	6.5	0.8	63	8.3	1	63	8.1%	-1.80 [-2.12, -1.48]
Esposito et al. 2014	7.25	0.5	108	7.75	0.9	108	8.7%	-0.50 [-0.69, -0.31]
Guldbrand et al. 2012	7.3	3.2	31	7.2	2.9	31	2.5%	0.10 [-1.42, 1.62]
Guldbrand et al. 2012a	7.3	3.3	30	7.5	3.1	30	2.3%	-0.20 [-1.82, 1.42]
Iqbal et al. 2010	7.8	0.6	28	7.9	1.7	28	6.0%	-0.10 [-0.77, 0.57]
Iqbal et al. 2010a	7.3	0.6	40	7.6	1.3	40	7.4%	-0.30 [-0.74, 0.14]
Krebs et al. 2012	7.8	1.3	158	8	1.2	212	8.4%	-0.20 [-0.46, 0.06]
Subtotal (95% CI)			**624**			**678**	**65.3%**	**-0.61 [-1.08, -0.14]**
Heterogeneity: $Tau^2 = 0.47$; $Chi^2 = 114.70$, df = 9 (P < 0.00001); $I^2 = 92\%$								
Test for overall effect: Z = 2.55 (P = 0.01)								
Total (95% CI)			**836**			**896**	**100.0%**	**-0.63 [-0.91, -0.34]**
Heterogeneity: $Tau^2 = 0.23$; $Chi^2 = 116.62$, df = 14 (P < 0.00001); $I^2 = 88\%$								
Test for overall effect: Z = 4.32 (P < 0.0001)								
Test for subgroup differences: $Chi^2 = 0.16$, df = 1 (P = 0.69), $I^2 = 0\%$								

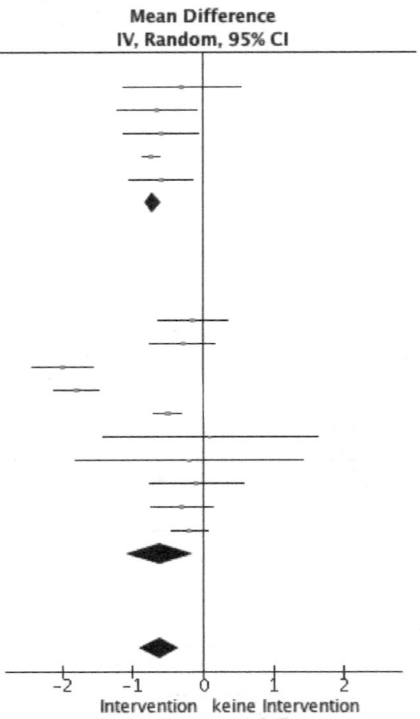

Abbildung 3: Forest Plot mit gepoolten Mittelwertdifferenzen und deren 95%-Konfidenzintervalle für Ernährungsinterventionen aus 11 Studien. Es wurden jeweils die Werte vor und nach der Intervention untersucht. Die Studien wurden in zwei Gruppen unterteilt (<6 Monate, >6 Monate). Für jede Studie wird der Punktschätzer als kleines Quadrat angegeben. Das 95%-Konfidenzintervall wird als horizontale Linie dargestellt. Die Größe des Quadrats zeigt die Gewichtung der einzelnen Studien in der Metaanalyse. Die schwarze Raute am Ende der Abbildung stellt den Gesamt- Effektschätzer aller Studien dar. Abkürzungen: SD: Standardabweichung, I^2: Heterogenitätsmaß, CI: Konfidenzintervall.

Tabelle 5: Einzelstudiensensitivitätsanalyse Ernährung

Ergebnis ohne	**mean difference IV, Random, 95% CI**	**Test for overall effect Z (p)**	**I^2**	**Ernährungs-intervention (n)**	**Baseline (n)**
Davis et al. 2009	-0.66 [-0.96, -0.37]	4.39 (<0.0001)	88%	786	846
Davis et al. 2009a	-0.65 [-0.95, -0.35]	4.27 (<0.0001)	89%	781	841
Elyhayany et al. 2010 (+2010a)	**-0.44 [-0.60, -0.28]**	**5.33 (<0.00001)**	**50%**	**712**	**772**
Esposito et al. 2014	-0.63 [-0.96, -0.30]	3.76 (0.0002)	88%	728	788
Guldbrand et al. 2012	-0.65 [-0.93, -0.36]	4.38 (<0.0001)	89%	805	865
Guldbrand et al. 2012a	-0.64 [-0.93, -0.35]	4.31 (<0.0001)	89%	806	866
Iqbal et al. 2010	-0.66 [-0.95, -0.37]	4.40 (<0.0001)	89%	808	868
Iqbal et al. 2010a	-0.65 [-0.95, -0.35]	4.26 (<0.0001)	89%	796	856
Itsiopoulos et al. 2011	-0.64 [-0.94, -0.35]	4.29 (<0.0001)	89%	809	869
Kahleova et al. 2010	-0.62 [-0.92, -0.32]	4.08 (<0.0001)	89%	805	859
Krebs et al. 2012	-0.67 [-0.96, -0.37]	4.36 (<0.0001)	87%	678	684
Lee et al. 2016	-0.63 [-0.93, -0.33]	4.09 (<0.001)	89%	790	850
Mishra et al. 2013	-0.60 [-0.96, -0.24]	3.30 (<0.0010)	89%	740	800
Yamada et al. 2014	-0.63 [-0.93, -0.32]	4.06 (<0.0001)	89%	824	884
Elhayany & Mishra	**-0.39 [-0.50, -0.27]**	**6.37 (<0.00001)**	**0%**	**616**	**676**
GESAMT	**-0.63 [-0.91, -0.34]**	**4.32 (<0.0001)**	**88%**	**836**	**896**

4.3 Ergebnisse und Interpretation - Training

In Abbildung 4 werden die Ergebnisse der Trainingsstudien als Forest Plot dargestellt. Wie zu sehen ist, wirken sich verschiedene Arten von Training positiv auf den HbA1c Wert aus. Der HbA1c Wert konnte insgesamt um 0.39%-Punkte (95% KI [-0.55, -0.24], p = < 0.00001) mit sehr hoher statistischer Signifikanz reduziert werden.

Zudem wurde eine Subgruppenanalyse (Abbildung 5) durchgeführt. Die Studien wurden in die beiden Gruppen „≤ 6 Monate" und „> 6 Monate" eingeteilt. Diese Analyse zeigte, dass es bei den Kurzzeitstudien zu einer etwas stärkeren Reduktion von 0.43%-Punkten (95% KI [-0.60, -0.26], p<0.00001) des HbA1c-Wertes kam. Bei den Langzeitstudien wurde der Wert um 0.35%-Punkte (95%KI [-0.65,-0.06] p= 0.02) reduziert. Außerdem war der p-Wert um einiges höher, trotzdem war das Ergebnis noch statistisch signifikant (p > 0.05). Werden die beiden Subgruppen miteinander verglichen, zeigt sich auch hier, dass sich die Konfidenzintervalle überlappen und sich die Ergebnisse daher nicht signifikant voneinander unterscheiden.

Die Einzelstudiensensitivitätsanalyse in Tabelle 6 zeigt die Veränderung des Ergebnisses, als einzelne Studien ausgeblendet wurden. Den größten Effekt hatten die Studien von Najafipour et al. 2017, Mitranun et al. 2014a und Sigal et al. 2007c auf das Gesamtergebnis. Davon abgesehen hatten alle anderen Studien einen ähnlichen Einfluss. Keine Studie veränderte die Signifikanz des Effekts.

Study or Subgroup	Trainingsintervention Mean	SD	Total	Baseline Mean	SD	Total	Weight	Mean Difference IV, Random, 95% CI
Cassidy et al. 2016	6.8	0.9	12	7.1	1	12	3.0%	-0.30 [-1.06, 0.46]
Church et al. 2010a	7.53	0.6835	73	7.58	0.5981	73	8.9%	-0.05 [-0.26, 0.16]
Church et al. 2010b	7.43	0.6788	72	7.56	0.594	72	8.9%	-0.13 [-0.34, 0.08]
Church et al. 2010c	7.36	0.6974	76	7.59	0.6102	76	8.9%	-0.23 [-0.44, -0.02]
Hollekim- Strand et al. 2014	6.6	0.9	20	7	1.2	20	3.7%	-0.40 [-1.06, 0.26]
Jorge et al. 2011a	7.42	1.48	12	7.63	1.7	12	1.3%	-0.21 [-1.49, 1.07]
Jorge et al. 2011b	8.24	2.13	12	8.51	2.45	12	0.7%	-0.27 [-2.11, 1.57]
Jorge et al. 2011c	7.53	1.05	12	7.6	1.12	12	2.5%	-0.07 [-0.94, 0.80]
Mitranun et al. 2014	7.55	0.28	14	7.73	0.18	14	9.3%	-0.18 [-0.35, -0.01]
Mitranun et al. 2014a	7.09	0.18	14	7.64	0.18	14	9.8%	-0.55 [-0.68, -0.42]
Najafipour et al. 2017	7.15	0.82	35	8.48	1.18	35	5.3%	-1.33 [-1.81, -0.85]
Rech et al. 2019	6.74	0.52	18	6.92	0.42	18	7.5%	-0.18 [-0.49, 0.13]
Revdal et al. 2016	6.47	0.75	9	6.53	0.96	9	2.8%	-0.06 [-0.86, 0.74]
Revdal et al. 2016a	7.57	0.8	9	7.87	1.21	9	2.2%	-0.30 [-1.25, 0.65]
Sigal et al. 2007a	7.18	1.52	56	7.71	0.86	64	5.6%	-0.53 [-0.98, -0.08]
Sigal et al. 2007b	6.98	1.5	49	7.68	0.85	60	5.4%	-0.70 [-1.17, -0.23]
Sigal et al. 2007c	6.56	1.55	58	7.67	0.91	64	5.5%	-1.11 [-1.57, -0.65]
Stoa et al. 2017	7.19	1.1	19	7.78	1.39	19	2.8%	-0.59 [-1.39, 0.21]
Vinetti et al. 2015	6.44	0.33	10	6.77	0.59	10	6.0%	-0.33 [-0.75, 0.09]
Total (95% CI)			**580**			**605**	**100.0%**	**-0.39 [-0.55, -0.24]**

Heterogeneity: $Tau^2 = 0.06$; $Chi^2 = 57.96$, df = 18 ($P < 0.00001$); $I^2 = 69\%$
Test for overall effect: $Z = 4.96$ ($P < 0.00001$)

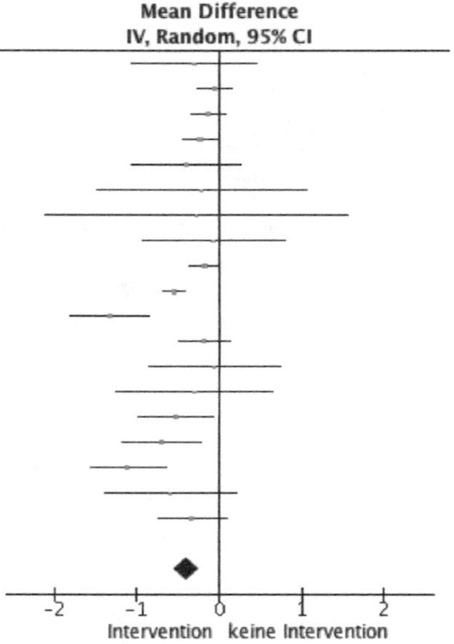

Abbildung 4: Forest Plot mit gepoolten Mittelwertdifferenzen und deren 95%-Konfidenzintervalle für Trainingsinterventionen aus 11 Studien. Es wurden jeweils die Werte vor und nach der Intervention untersucht. Für jede Studie wird der Punktschätzer als kleines Quadrat angegeben. Das 95%-Konfidenzintervall wird als horizontale Linie dargestellt. Die Größe des Quadrats zeigt die Gewichtung der einzelnen Studien in der Metaanalyse. Die schwarze Raute am Ende der Abbildung stellt den Gesamt- Effektschätzer aller Studien dar. Abkürzungen: SD: Standardabweichung, I^2: Heterogenitätsmaß, CI: Konfidenzintervall.

Study or Subgroup	Trainingsintervention Mean	SD	Total	Baseline Mean	SD	Total	Weight	Mean Difference IV, Random, 95% CI
2.1.1 <= 6 Monate								
Cassidy et al. 2016	6.8	0.9	12	7.1	1	12	3.0%	-0.30 [-1.06, 0.46]
Hollekim- Strand et al. 2014	6.6	0.9	20	7	1.2	20	3.7%	-0.40 [-1.06, 0.26]
Jorge et al. 2011a	7.42	1.48	12	7.63	1.7	12	1.3%	-0.21 [-1.49, 1.07]
Jorge et al. 2011b	8.24	2.13	12	8.51	2.45	12	0.7%	-0.27 [-2.11, 1.57]
Jorge et al. 2011c	7.53	1.05	12	7.6	1.12	12	2.5%	-0.07 [-0.94, 0.80]
Mitranun et al. 2014	7.55	0.28	14	7.73	0.18	14	9.3%	-0.18 [-0.35, -0.01]
Mitranun et al. 2014a	7.09	0.18	14	7.64	0.18	14	9.8%	-0.55 [-0.68, -0.42]
Rech et al. 2019	6.74	0.52	18	6.92	0.42	18	7.5%	-0.18 [-0.49, 0.13]
Revdal et al. 2016	6.47	0.75	9	6.53	0.96	9	2.8%	-0.06 [-0.86, 0.74]
Revdal et al. 2016a	7.57	0.8	9	7.87	1.21	9	2.2%	-0.30 [-1.25, 0.65]
Sigal et al. 2007a	7.18	1.52	56	7.71	0.86	64	5.6%	-0.53 [-0.98, -0.08]
Sigal et al. 2007b	6.98	1.5	49	7.68	0.85	60	5.4%	-0.70 [-1.17, -0.23]
Sigal et al. 2007c	6.56	1.55	58	7.67	0.91	64	5.5%	-1.11 [-1.57, -0.65]
Stoa et al. 2017	7.19	1.1	19	7.78	1.39	19	2.8%	-0.59 [-1.39, 0.21]
Subtotal (95% CI)			**314**			**339**	**62.0%**	**-0.43 [-0.60, -0.26]**
Heterogeneity: $Tau^2 = 0.04$; $Chi^2 = 25.45$, df = 13 (P = 0.02); $I^2 = 49\%$								
Test for overall effect: Z = 4.89 (P < 0.00001)								
2.1.2 >6 Monate								
Church et al. 2010a	7.53	0.6835	73	7.58	0.5981	73	8.9%	-0.05 [-0.26, 0.16]
Church et al. 2010b	7.43	0.6788	72	7.56	0.594	72	8.9%	-0.13 [-0.34, 0.08]
Church et al. 2010c	7.36	0.6974	76	7.59	0.6102	76	8.9%	-0.23 [-0.44, -0.02]
Najafipour et al. 2017	7.15	0.82	35	8.48	1.18	35	5.3%	-1.33 [-1.81, -0.85]
Vinetti et al. 2015	6.44	0.33	10	6.77	0.59	10	6.0%	-0.33 [-0.75, 0.09]
Subtotal (95% CI)			**266**			**266**	**38.0%**	**-0.35 [-0.65, -0.06]**
Heterogeneity: $Tau^2 = 0.09$; $Chi^2 = 24.43$, df = 4 (P < 0.0001); $I^2 = 84\%$								
Test for overall effect: Z = 2.32 (P = 0.02)								
Total (95% CI)			**580**			**605**	**100.0%**	**-0.39 [-0.55, -0.24]**
Heterogeneity: $Tau^2 = 0.06$; $Chi^2 = 57.96$, df = 18 (P < 0.00001); $I^2 = 69\%$								
Test for overall effect: Z = 4.96 (P < 0.00001)								
Test for subgroup differences: $Chi^2 = 0.19$, df = 1 (P = 0.66), $I^2 = 0\%$								

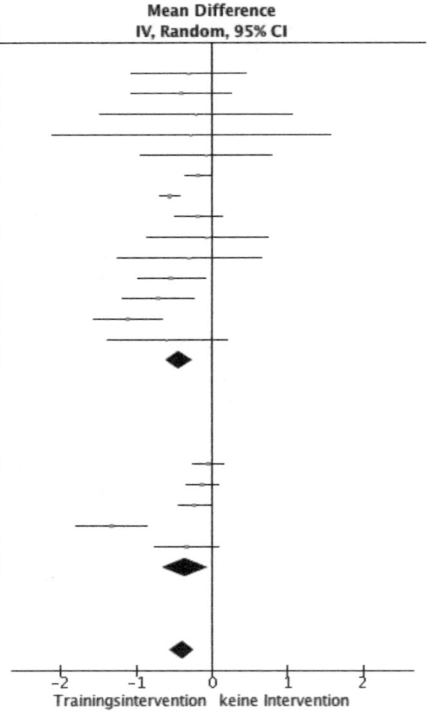

Abbildung 5: Forest Plot mit gepoolten Mittelwertdifferenzen und deren 95%-Konfidenzintervalle für Trainingsinterventionen aus 11 Studien. Es wurden jeweils die Werte vor und nach der Intervention untersucht. Die Studien wurden in zwei Gruppen unterteilt (<6 Monate, >6 Monate). Für jede Studie wird der Punktschätzer als kleines Quadrat angegeben. Das 95%-Konfidenzintervall wird als horizontale Linie dargestellt. Die Größe des Quadrats zeigt die Gewichtung der einzelnen Studien in der Metaanalyse. Die schwarze Raute am Ende der Abbildung stellt den Gesamt- Effektschätzer aller Studien dar. Abkürzungen: SD: Standardabweichung, I^2: Heterogenitätsmaß, CI: Konfidenzintervall

Tabelle 6: Einzelstudiensensitivitätsanalyse Training

Ergebnis ohne	**mean difference IV, Random, 95% CI**	**Test for overall effect Z (p)**	**I^2**	**Trainings-intervention (n)**	**Baseline (n)**
Cassidy et al. 2016	-0.4 [-0.56, -0.24]	4.88 (<0.00001)	71%	568	593
Church et al. 2010a	-0.43 [-0.59, -0.27]	5.23 (<0.00001)	66%	507	532
Church et al. 2010b	-0.42 [-0.59, -0.26]	4.97 (<0.00001)	68%	508	533
Church et al. 2010c	-0.41 [-0.58, -0.24]	4.74 (<0.00001)	70%	504	529
Hollekim-Strand et al. 2014	-0.40 [-0.56, -0.23]	4.82 (<0.00001)	71%	560	585
Jorge et al. 2011a	-0.40 [-0.56, -0.24]	4.92 (<0.00001)	71%	568	593
Jorge et al. 2011b	- 0.40 [- 0.55, -0.24]	4.92 (<0.00001)	71%	568	593
Jorge et al. 2011c	-0.40 [-0.56, -0.24]	4.97 (<0.00001)	70%	568	593
Mitranun et al. 2014	-0.42 [-0.59, -0.25]	4.82 (<0.00001)	68%	566	591
Mitranun et al. 2014a	-0.38 [-0.54, -0.21]	4.55 (<0.00001)	62%	566	591
Najafipour et al. 2017	-0.33 [-0.47, -0.20]	4.75 (<0.00001)	**59%**	545	570
Najafipour & Mitranun et al. 2014a	-0.29 [-0.41, -0.16]	4.48 (<0.00001)	**37%**	531	556
Rech et al. 2019	-0.41 [-0.58, -0.25]	4.90 (<0.00001)	70%	562	587
Revdal et al. 2016	-0.40 [-0.56, -0.25]	4.98 (<0.00001)	70%	571	596
Revdal et al. 2016a	-0.40 [-0.56, -0.24]	4.89 (<0.00001)	71%	571	596

Sigal et al. 2007a	-0.39 [-0.55, -0.22]	4.67 (<0.00001)	70%	524	541
Sigal et al. 2007b	-0.38 [-0.54, -0.22]	4.62 (<0.00001)	69%	531	545
Sigal et al. 2007c	-0.35 [-0.50, -0.20]	4.62 (<0.00001)	64%	522	541
Støa et al. 2017	-0.39 [-0.55, -0.23]	4.79 (<0.00001)	70%	561	586
Vinetti et al. 2015	-0.40 [-0.56, -0.24]	4.78 (<0.00001)	71%	570	595
Najafipour et al. 2017 & Mitranun et al. 2014a & Sigal et al. 2007c	**-0.20 [-0.29, -0.12]**	**4.67 (<0.00001)**	**0%**	**473**	**492**
Gesamt	**-0.39 [-0.55, -0.24]**	**4.96 (<0.00001)**	**69%**	**580**	**605**

4.4 Vergleich Ergebnisse Ernährung und Training

Ziel dieser Metaanalyse war, den Effekt der Ernährung und des Trainings miteinander zu vergleichen. Bei den Studien zur Ernährung konnte der HbA1c-Wert um insgesamt 0.63%-Punkte (95% KI [-0.91, -0.34], p = < 0.0001) reduziert werden. Im Gegensatz dazu war durch die Trainingsinterventionen nur eine Veränderung von -0.39%-Punkte (95% KI [-0.55, -0.24], p = < 0.00001) zu erreichen. In Anbetracht der Metaanalyse hatte die Veränderung der Ernährung einen etwas größeren Effekt bei Diabetes Typ 2 als das Training. Aufgrund der Ergebnisse der beiden Metaanalyse wird die H0-Hypothese (Trainingsinterventionen haben einen kleineren Effekt auf die Reduktion des HbA1c-Wertes (in %) bei Diabetes Mellitus Typ 2 als reine Ernährungsstrategien und somit eine geringere präventivmedizinische Wirksamkeit.) bestätigt.

Dieses Ergebnis ist jedoch vorsichtig zu interpretieren. Die Heterogenität und der p-Wert dieses Ergebnisses waren höher als bei den Trainingsinterventionen. Die Studienpopulationen der Ernährungsstudien waren größer (Differenz: 256 TN Intervention/ 291 TN Baseline) und es wurden mehr Langzeitstudien durchgeführt als bei den Untersuchungen zur körperlichen Aktivität. Diese Unterschiede können möglicherweise zu der höheren Reduktion durch Ernährungsstrategien führen. Da sich die beiden Metaanalysen aber etwas voneinander unterscheiden und davon ausgegangen werden kann, dass diese Unterschiede Einfluss auf das Ergebnis haben, kann angenommen werden, dass der Effekt von Ernährung und Training auf den HbA1c-Wert sehr ähnlich ist. Sowohl bei den Studien zur Ernährung als auch zum Training gab es Ausreißer, die sich stark auf das Ergebnis auswirkten, wie in den Einzelstudiensensitivitätsanalysen (Tabelle 5 und 6) zu sehen ist.

Werden die beiden Subgruppenanalysen miteinander verglichen, ist zu erkennen, dass es bei einer Studiendauer von ≤6 Monaten bei der Ernährung zu einer Reduktion von 0.71%-Punkten (95% KI [-0.83, -0.60], p<0.00001) kam. Beim Training wurde der HbA1c-Wert um 0.43%-Punkte (95% KI [-0.60, -0.26], p<0.00001) gesenkt. Die Studien, die über ein halbes Jahr andauerten, zeigten bei der Ernährung einen Effekt von -0.61%-Punkten (95%KI [-1.08, -0.14], p= 0.01) und beim Training eine Reduktion von 0.35%-Punkten (95%KI [-0.65,-0.06], p= 0.02). Hierbei ist es wichtig zu beachten, dass es beim Training weniger

Langzeitstudien und mehr Kurzzeitstudien als bei den Ernährungsinterventionen gab. Insgesamt war der Effekt bei den Kurzzeitstudien bei beiden Interventionsmaßnahmen deutlich stärker. Dies zeigt sich sowohl in der Reduktion des HbA1c-Wertes als auch in dem geringeren p-Wert (p-Wert < 0.05).

4.5 Heterogenität

Die Heterogenität gibt an, in welchem Ausmaß die in den Studien gefundenen Effekte homogen (ähnlich) oder heterogen (unterschiedlich) sind. Der Test wird durchgeführt, um herauszufinden, ob die Studien unterschiedlicher sind, als zufallsbedingt erwartet. Gründe für Heterogenität könnten beispielsweise Unterschiede in den Charakteristika der PatientInnen, der Intervention oder den Endpunkten sein.[60]

Bei den Studien zur Ernährung war die Heterogenität mit $I^2 = 88\%$ auffallend hoch. Bei den Trainingsstudien war sie um fast 20%-Punkte niedriger ($I^2 = 69\%$).

Um herauszufinden, welche Studien für die Heterogenität verantwortlich waren, wurde eine Einzelstudiensensitivitätsanalyse durchgeführt. Bei den Studien zur Ernährung wurde sofort klar, dass beide Werte der Studie von Elyhayany et al. 2010 den hohen I^2-Wert verursachten. Nachdem die beiden Werte dieser Studie entfernt wurden, veränderte sich die Heterogenität um 38%-Punkte auf $I^2= 50\%$ (siehe Tabelle 5). Der mögliche Grund für diesen ausreißenden Effekt der Studie könnte sein, dass die Intervention in dieser Studie sehr viel wirksamer war als die der anderen Studien. Laut dieser Studie konnte der HbA1c-Wert um ungefähr 2%-Punkte gesenkt werden. Wurde zusätzlich noch die Studie von Mishra et al. 2013 entfernt, sank die Heterogenität auf 0%, da sich auch dieses Ergebnis von den anderen stärker unterschied.

Bei den Studien zum Training konnte die Heterogenität durch den Ausschluss der Studie von Najafipour et al. um 10%-Punkte auf $I^2 = 59\%$ reduziert werden, da sich auch dieses Ergebnis am stärksten von den anderen unterschied und daher den größten Effekt auf I^2 hatte. Um bei den Trainingsstudien die Heterogenität auf 0% zu reduzieren, mussten die Werte der Studien Najafipour et al. 2017, Mitranun et al. 2014a und Sigal et al. 2007c ausgeschlossen werden (siehe Tabelle 6).

4.6 Publikationsbias

Da Studien mit signifikanten Ergebnissen mit einer höheren Wahrscheinlichkeit publiziert werden, kann es zu einem systematischen Fehler kommen. Da es sein könnte, dass es nicht-publizierte Studien, mit negativen oder nicht-signifikanten Ergebnissen gibt, sollte ein Test durchgeführt werden, um einen Publikationsbias erkennen zu können.[60] Zu diesem Zweck wurden zwei Funnel Plots (Abbildung 6 und 7) jeweils für Ernährung und Training erstellt. Sind viele kleinere Studien dafür verantwortlich, dass der Funnel Plot auf einer Seite des Mittelwertes asymmetrisch wird, ist das ein Hinweis darauf, dass nicht publizierte Studien oder Untersuchungen mit gegenteiligem Effekt vorhanden sind.

Ab zehn Studien pro Metaanalyse ist es sinnvoll einen Funnel Plot zu erstellen. Bei weniger Studien wäre der Effekt zu gering.[61] Die Aussagekraft der Funnel Plots wäre umso höher gewesen, je mehr Studien eingeschlossen worden wären. Die festgestellten Asymmetrien waren vor allem bei den Studien zu Ernährung stark erkennbar (siehe Abbildung 6), da sich die Studien eher auf der rechten Seite befanden. Jedoch konnten auch bei den Trainingsinterventionen Asymmetrien festgestellt werden (siehe Abbildung 7). Aus diesem Grund kann ein Publikationsbias aufgrund nicht publizierter oder nicht signifikanter Ergebnisse nicht ausgeschlossen werden.

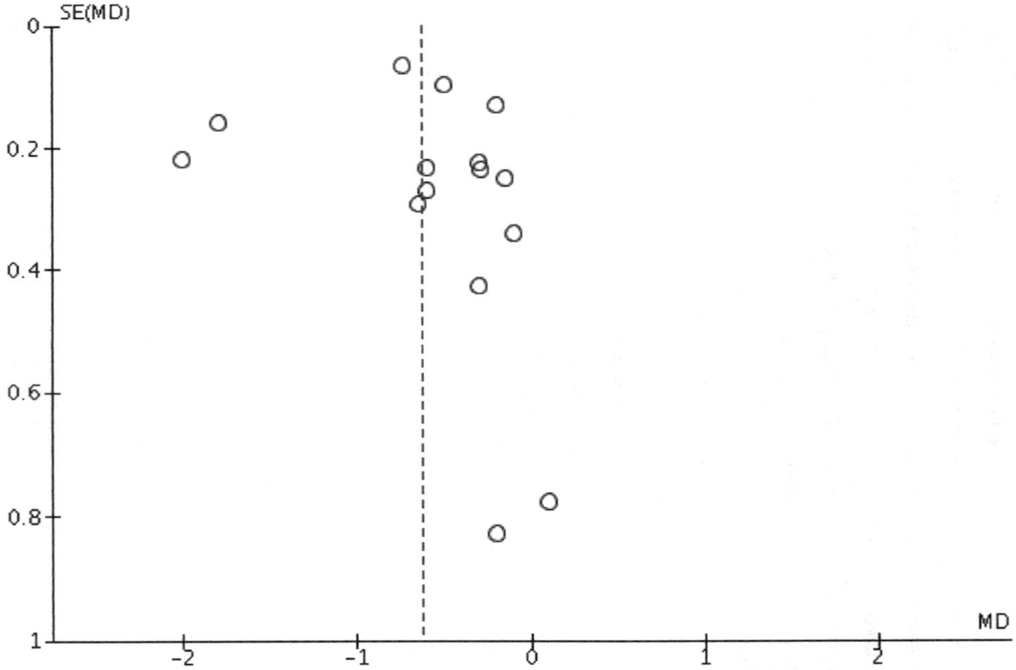

Abbildung 6: Funnel Plot für die Ernährung zur Identifikation eines Publikationsbias. Dabei wurde die Präzision als Standardfehler (SE) der Differenzen des Mittelwertes gegen die gepoolte Mittelwertdifferenzschätzung (mit 95% KI) aufgetragen.

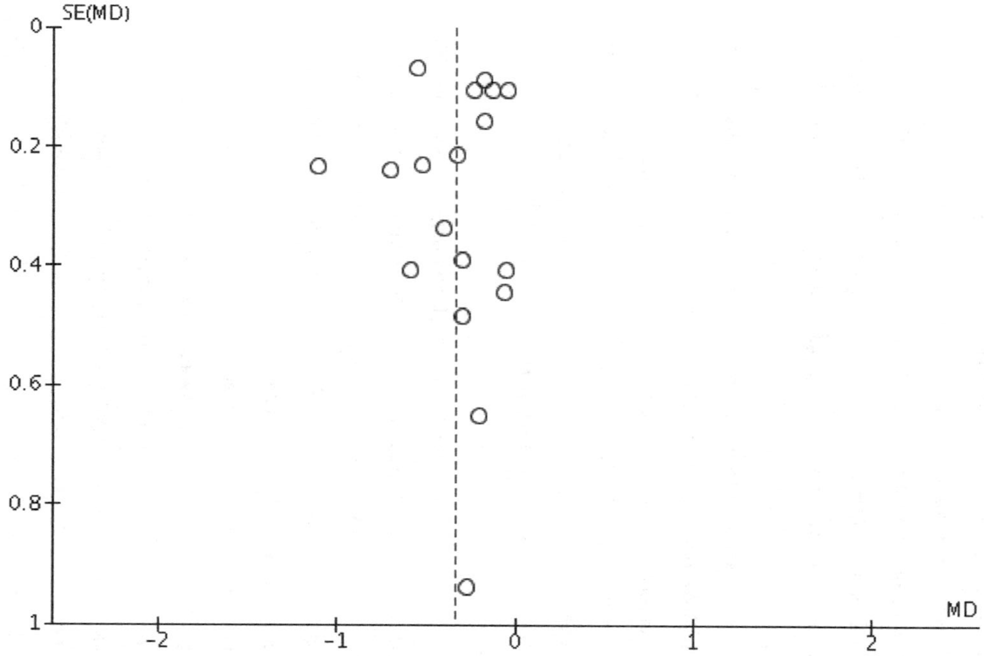

Abbildung 7: Funnel Plot für das Training zur Identifikation eines Publikationsbias. Dabei wurde die Präzision als Standardfehler (SE) der Differenzen des Mittelwertes gegen die gepoolte Mittelwertdifferenzschätzung (mit 95% KI) aufgetragen

5 Diskussion

5.1 Diskussion der Ergebnisse

Das Ziel dieser Metaanalyse war, den Effekt von Ernährung und Training auf den HbA1c-Wert bei DiabetikerInnen zu vergleichen. Die statistische Auswertung (siehe Kapitel 4.4) zeigte sowohl bei der Ernährung als auch beim Training eine signifikante Reduktion des glykolysierten Hämoglobins. Bei den Studien zur Ernährung war dieser Effekt etwas größer. Es wurde keine andere Metaanalyse ausfindig gemacht, die die gleiche Fragestellung untersuchte, so konnte dieses Ergebnis nicht mit einem anderen verglichen werden.
Insgesamt ergaben fast alle Studien einen ähnlichen Effekt auf HbA1c, unabhängig von der Art der Intervention. Außerdem kam es bei allen Interventionen zu einer Reduktion des Wertes, außer in der Low Fat Gruppe der Studie von Guldbrand et. al. In dieser Gruppe veränderte sich der Wert nach sechs Monaten nicht und stieg nach einem Jahr um 0.1%-Punkte an. Guldbrand et al. zeigten in ihrer Studie nur in der Low Carb-Gruppe nach sechs Monaten eine signifikante Veränderung des HbA1c-Wertes.[47]

Eingeschlossen wurden Studien mit verschiedenen Ernährungsformen, die mit Gewichtsreduktion assoziiert waren. Dabei wurde der Effekt von Low-Carb Diäten, mediterraner Diät, vegane und vegetarische Ernährung, High- Carb und Low- Fat Diäten eingeschlossen. Nicht die einzelnen Ernährungsformen wurden für die Metaanalyse untersucht, sondern der gesamte Effekt der Ernährungsinterventionen. Natürlich ist die Möglichkeit der Verallgemeinerung solcher Studien etwas eingeschränkt, da es häufig nicht möglich ist einige dieser Diäten (beispielsweise Low Carb oder High/Low Fat) aufgrund ihrer Restriktion auf Dauer einzuhalten. Sie können jedoch eine Richtlinie für eine gesunde, ausgewogene Lebensweise bilden, die nach der Untersuchung weiterhin beibehalten werden kann. Allgemein ist es möglich, dass der Effekt langfristig größer wäre, wenn ein bedarfsgerechte, isokalorische Ernährung gewählt wird, die lebenslang beibehalten werden kann.
Keine bestimmte Ernährungsform hatte gegenüber den anderen einen größeren Effekt. Alle Interventionen führten zu einer ähnlichen Reduktion, was vor allem daran liegen

kann, dass alle Ernährungsformen bereits in anderen Studien einen positiven Effekt auf das Körpergewicht und in weiterer Folge auf Diabetes hatten (siehe Kapitel 2.6.2).

Esposito et al. untersuchten den Effekt einer mediterranen Low Carb-Diät auf den HbA1c-Wert. Die Reduktion war nach einem Jahr am stärksten und stieg dann wieder an. Der Grund dafür könnte die sinkende Motivation für die Durchführung dieser Diät sein. Follow-Ups wurden acht Jahre lang ausgeführt. Eine Low Carb Diät mit einer Höchstzufuhr an Kohlenhydraten von <50% der Gesamtenergie ist für eine solche Dauer schwierig durchzuhalten. Insgesamt wurde der HbA1c-Wert durch die mediterrane Diät gesenkt. Außerdem konnte durch solch eine Diät die Verwendung von Diabetes-Medikamenten um durchschnittlich zwei Jahre nach hinten verschoben werden. Bei insgesamt 14.7% der TeilnehmerInnen konnte nach einem Jahr eine Remission erreicht werden, nach sechs Jahren bei 5%.[40]

Die Autoren Itsiopoulos et al. konnten in ihrer Studie nur eine geringe Veränderung des HbA1c durch eine mediterrane Diät erkennen. Sie waren der Meinung, dass es an der kurzen Dauer von zwölf Wochen lag, dass kein stärkerer Effekt zu erkennen war. Da die Halbwertszeit von HbA1c ungefähr 60 Tage beträgt, wäre eine Dauer von mehr als 120 Tagen womöglich aussagekräftiger gewesen.[36]

In der Studie von Krebs et al. zur High Carb Diät wurde jeweils nach sechs, zwölf und 24 Monaten ein Follow-Up durchgeführt. In die Metaanalyse eingeschlossen wurden die Werte nach zwölf Monaten, um sie besser mit den anderen vergleichen zu können. Ziel war es außerdem eine Intervention zu untersuchen, die dem realen Leben gleichkommt und gut umsetzbar ist. Die Reduktion des HbA1c waren nur 0.2%-Punkte nach einem Jahr. Nach 24 Monaten stieg der HbA1c Wert wieder an und war sogar um 0.1%-Punkte höher als der Anfangswert. Ein Grund dafür könnte die relativ hohe Dropout-Rate sein und der höhere Baseline HbA1c Wert, jener Personen, die die Studie nicht beendet hatten. Die TeilnehmerInnen berichteten außerdem von Schwierigkeiten sich an die Diäten zu halten.[51]

Guldbrand et al. berichteten ebenfalls davon, dass der HbA1c Wert nach sechs Monaten zuerst absank und dann nach zwölf und 24 Monaten wieder anstieg. Hierbei hatte die Low Carb Diät anfangs einen größeren Effekt. Diese beschränkte die Kohlenhydrataufnahme jedoch auf 20% Kohlenhydrate, was langfristig wahrscheinlich nicht geeignet ist, um in

den Alltag integriert zu werden. Jedoch schlossen die Autoren daraus, dass die Makronährsoffzusammensetzung eine Rolle spielte.[47]
Die Studie von Davis et al. zeigte die Veränderung des HbA1c nach drei, sechs und zwölf Monaten. Die Werte nach sechs Monaten wurden in die Metaanalyse eingeschlossen, da nach zwölf Monaten die Werte von 19% der TeilnehmerInnen nicht vorhanden waren. Die größte Veränderung des HbA1c zeigte sich nach den ersten drei und sechs Monaten, die Veränderung nach zwölf Monaten war nicht signifikant, beziehungsweise erhöhte sich der HbA1c Wert in der Low Carb- Gruppe nach dieser Zeit sogar. Die Reduktion in HbA1c hätte laut den Autoren stärker sein können, wenn die Medikamente während der Dauer nicht reduziert worden wären. Zusätzlich nahmen die TeilnehmerInnen durchschnittlich drei Kilogramm (3.4%) ab, was womöglich nicht genug war, um HbA1c zu beeinflussen.[45]
Die Studie von Iqbal et al. dauerte insgesamt 24 Monate. Jedoch war die Dropout-Rate nach dieser Zeit 52.8%, weshalb hier die Werte nach zwölf Monaten gewählt wurden.[48]

Die Trainingsintensität und -dauer sollten individuell angepasst werden und kontinuierlich gesteigert werden. In Studien ist es häufig schwierig das Fitnesslevel aller TeilnehmerInnen zu beachten und eine hohe Compliance zu gewährleisten. Die Gruppen in Trainingsstudien waren meist klein, weil die TeilnehmerInnen unter Aufsicht und speziellen Bedingungen trainieren. Allgemein sollte die Bevölkerung dazu ermutigt werden, sich regelmäßig zu bewegen und das Training als festen Bestandteil in ihr Leben einzubauen.
Die Interventionen der eingeschlossenen Studien unterschieden sich wenig und untersuchten entweder Ausdauer- oder Krafttraining oder eine Kombination der beiden. Die Ergebnisse waren ebenfalls ähnlich, wobei zwei Studien beim kombinierten Training einen höheren Effekt aufzeigten.[17,41] Die Studie von Jorge et al. konnte dies jedoch nicht bestätigen.[42]
Eine Metaanalyse von Schwingshackl et al. untersuchte ebenfalls den Effekt von Training auf Diabetes Typ 2. Die stärkste HbA1c-Reduktion war durch das kombinierte Training zu erreichen. Anders als in der vorliegenden Metaanalyse zeigte sich bei Schwingshackl et al. ein größerer Effekt auf HbA1c in Langzeitstudien (>6 Monate), was daran liegen könnte, dass die Werte ohne Beachtung der Dropouts übernommen wurden.[62] Zwischen Kraft- und Ausdauertraining gab es nur sehr kleine Unterschiede. Es lässt sich daher nicht genau

bestimmen, was effektiver ist. Angenommen wird, dass die Erfüllung der Bewegungsempfehlungen (Kapitel 2.7.3.) eine gute Grundlage bildet, um das Risiko für Diabetes zu senken. Die Kombination beider Trainingsarten (Ausdauer und Kraft) könnte auch verhindern, dass das durchgeführte Training zu monoton wird und so die Motivation verstärken.

Da die Studie zum Ausdauertraining von Najafipour et al. acht Jahre dauerte, wurden für die Metaanalyse nur die Werte der zweiten Analyse nach einem Jahr berücksichtigt, um die Studie besser mit den anderen vergleichen zu können. Das Ergebnis des letzten Follow-Ups nach acht Jahren zeigte, dass es eine signifikante Verbesserung des HbA1c–Wertes bei der Interventionsgruppe gab. Der durchschnittliche HbA1c-Wert war um fast 2%-Punkte geringer als bei der Gruppe, die ihren Lebensstil innerhalb der Studiendauer nicht veränderte.[56] Das Ergebnis lässt entgegen der Subgruppenanalyse (<6 Monate, >6 Monate) vermuten, dass die größte Reduzierung des Wertes durch eine langfristige Umstellung der Bewegungsgewohnheiten zu erreichen ist. Da keine andere eingeschlossene Studie solch eine lange Dauer aufwies, war es nicht möglich, das Ergebnis mit anderen zu vergleichen. Zudem muss erwähnt werden, dass die Dropout-Rate nach acht Jahren bei ca. 50% lag.

Die TeilnehmerInnen in der Studie von Cassidy et al. sollten ihr Gewicht trotz der Durchführung von HIIT während der Studiendauer halten. Trotz dieser Anforderung wurde das HbA1c etwas gesenkt. Die Autoren sind jedoch der Meinung, dass der Effekt mit Gewichtsabnahme stärker gewesen wäre.[55]

Die TeilnehmerInnenanzahl in der Studie von Revdal et al. lag nur bei neun TeilnehmerInnen pro Gruppe. Das Ergebnis wäre bei einer größeren Stichprobe womöglich signifikanter gewesen. Die Autoren sind der Meinung, dass der Effekt außerdem größer gewesen wäre, wenn die Baseline HbA1c-Werte höher gewesen wären. Diese lagen in der HIIE–Gruppe durchschnittlich nur bei 6.53%.[44]

In der Studie von Jorge et al. könnten die geringe TeilnehmerInnenanzahl, die kurze Studiendauer (zwölf Wochen) und die relativ geringen Baseline-Werte (außer Krafttraining) mögliche Ursachen für die geringe Reduktion des HbA1c sein. Wären die HbA1c-Anfangswerte höher gewesen, wäre der Effekt auch in dieser Untersuchung womöglich größer gewesen.[42] Im Gegensatz dazu fanden Støa et al. und Hollekim-Strand

et al. einen signifikanten Effekt durch HIIT, obwohl die Studiendauer ebenfalls bei zwölf Wochen lag, was eventuell an den etwas höheren Anfangswerten liegen könnte.[37,58]
Vinetti et al. untersuchten den Langzeiteffekt (zwölf Monate) von kombiniertem Training auf HbA1c. Das Ergebnis war nicht signifikant. Die TeilnehmerInnenzahl war hier ebenfalls niedrig, da das Training dreimal pro Woche unter Beobachtung durchgeführt wurde. Die HbA1c–Werte zu Beginn der Intervention waren <7%, was ebenfalls zu der geringen Reduktion geführt hat.[57]

Allgemein war der Effekt immer stärker je höher die Anfangs-HbA1c-Werte waren. Bei hohen Baseline-Werten waren Interventionen (Ernährung und Training) stärker.
Der nachgewiesene Effekt war bei den Studien mit kürzerer Dauer (siehe Subgruppenanalyse) bei beiden Metaanalysen stärker. Der Grund dafür könnte sein, dass die Compliance der TeilnehmerInnen nach einer gewissen Dauer sank. Vor allem bei restriktiven Ernährungsinterventionen (Low Carb, High Protein, Low Fat) kann es vorkommen, dass sich die TeilnehmerInnen mit der Zeit nicht mehr an die Vorgaben halten, ihre Ernährung (bewusst oder unbewusst) wieder etwas abändern und die allgemeine Motivation nachlässt. Um eine bessere Aussage über den Langzeiteffekt treffen zu können, sollten dazu weniger restriktive und besser umsetzbare Ernährungsformen untersucht werden.

Wird das Ergebnis der vorliegenden Metaanalysen mit Studien verglichen, die eine Kombination aus Ernährungs- und Bewegungsintervention untersuchten, wird erkannt, dass der Effekt ebenfalls sehr ähnlich ist.
In der Studie von Andrews et al. verbesserte sich der HbA1c-Wert in der kombinierten Gruppe (Ernährung und Training) um -0.33%-Punkte (95% CI [-0.51; -0.14], p= <0.001) nach sechs Monaten. Andrews et al. gehen davon aus, dass das zusätzliche Training zu einer Ernährungsintervention keinen gesteigerten Effekt mit sich bringt. Ein Grund dafür kann sein, dass das Training entweder nicht auf die richtige Weise oder in zu geringer Intensität ausgeführt wurde. Möglich ist auch, dass eine gleichzeitige Veränderung der Ernährungs- und Trainingsgewohnheiten den Effekt der jeweiligen Intervention verringert.[35]

Die Studie von Kahleova et al. kombinierte eine vegetarische Diät nach zwölf Wochen mit Ausdauertraining. Für die Metaanalyse relevant waren nur die ersten zwölf Wochen, da in diesen nur die Ernährung untersucht wurde. Durch die Kombination wurde eine Reduktion von 0.68%-Punkten (SD ± 0.99) nach sechs Monaten erreicht.[52]

Eine weitere Studie von Dunstan et al. zeigte in der Gruppe, die eine Ernährungsintervention (mit moderater Gewichtsabnahme) mit Krafttraining verband, eine Reduktion des HbA1c–Wertes von 0.6 ± 0.7 nach drei Monaten und nach sechs Monaten eine Reduktion von 1.2 ± 1.0. Diese Reduktion ist höher als die der Metaanalyse, was jedoch an den relativ hohen Baseline-Werten (8.1 ± 1.0) dieser Gruppe liegen könnte.[63]

Snel et al. untersuchten die Kombination von Training mit einer hypokalorischen Diät bei adipösen DiabetikerInnen. Die Studie dauerte nur 16 Wochen und war sehr restriktiv (450kcal/Tag), was die Verallgemeinerung schwierig gestaltet. Der Effekt auf HbA1c war in beiden Gruppen groß und ähnlich (-1.1%-Punkte (nur Ernährung) & -1.5%-Punkte (kombiniert)). Bei beiden Gruppen war der Anfangswert jedoch relativ hoch (7.8%), was für die große Reduktion verantwortlich sein könnte. Der HbA1c–Wert konnte bei der kombinierten Intervention um 0.4%-Punkte stärker reduziert werden, als mit der Ernährung alleine. Der zusätzliche Effekt war jedoch nicht signifikant.[64]

Aufgrund dieser Ergebnisse könnte es, anders als erwartet, sein, dass die Kombination zu keiner stärkeren Reduktion von HbA1c führt. Um dazu noch genauere Aussagen zu treffen, müssten noch weitere Studien miteinander verglichen und weitere Untersuchungen durchgeführt werden.

5.2 Limitationen der Metaanalyse

Diese Metaanalyse weist sowohl Stärken als auch Schwächen auf. Eingeschlossen wurden Studien, die bis Ende März 2019 veröffentlicht wurden. Es kann jedoch nicht mit 100-prozentiger Sicherheit ausgeschlossen werden, dass nicht publizierte Studien einen Einfluss auf das Ergebnis haben.

Die große Heterogenität der beiden Metaanalysen war sehr auffällig. Der Effekt der einzelnen Studien auf das Gesamtergebnis wurde untersucht und die Studien[46,50,56], die die hohe Heterogenität auslösten, wurden schnell identifiziert.

Die Studie von Elhayany et al. berichtete von einer Reduktion des HbA1c–Wertes von ungefähr 2%-Punkten durch eine mediterrane Low Carb Diät. Dieser Effekt überstieg die Effekte der anderen Studien. Ein Grund für den überdurchschnittlichen Effekt dieser Studie könnte sein, dass die Baselinewerte um einiges höher waren, als bei den anderen Studien. Dadurch ist eine größere Reduktion möglich, da ein so hoher Wert eventuell stärker auf eine Lebensstilveränderung reagiert.[46] Es ist unwahrscheinlich, dass die längere Studiendauer (zwölf Monate) für den Wert verantwortlich ist, da auch andere, eingeschlossene Studien die gleiche Dauer aufwiesen (siehe Tabelle 3). Da andere Studien [36,40], die ebenfalls den Effekt einer mediterranen (Low Carb-) Diät auf den HbA1c-Wert untersuchten, eine kleinere Differenz des Anfangs- und Endwertes zeigten, sollte das Ergebnis von Elhayany et al. eher kritisch betrachtet werden.

Die Reduktion des HbA1c–Wertes durch regelmäßiges Ausdauertraining in der Studie von Najafipour et al. unterschied sich ebenfalls stark von den anderen Werten.[56]

Durch Unterschiede in der Intervention und in der Population, kann es zu unterschiedlichen Ergebnissen kommen. Da bei beiden Metaanalysen Studien mit verschiedenen Interventionen eingeschlossen wurden und auch die TeilnehmerInnenzahl und der Baseline-HbA1c–Wert meist unterschiedlich waren, können die Studien als eher heterogen betrachtet werden. Es wurden verschiedene Ernährungsformen und Trainingsstrategien untersucht, die sich in ihrer Zusammensetzung, Dauer und Art der Ausführung unterschieden.

Vor allem bei den Trainingsstudien waren die verschiedenen Interventionsgruppen häufig nur knapp beschrieben und eine ganz genaue Definition war nicht gegeben. Dieser Umstand könnte ebenfalls zu einer höheren Heterogenität zwischen den Studien führen. Die TeilnehmerInnenzahlen der Trainingsinterventionen waren meist relativ niedrig und

die Dauer der Studien beschränkte sich größtenteils auf unter sechs Monate. Der Grund dafür ist vor allem, dass es räumliche und finanzielle Beschränkungen gibt, wenn viele Personen unter Aufsicht (mehrmals pro Woche) ein Training absolvieren sollen.
Es war nicht immer angegeben, ob die Baseline-Werte und die Werte nach der Intervention auch die Dropouts beinhaltete oder, wenn es Dropouts gab, in welcher Gruppe, diese teilgenommen hatten.
Es kann nicht vollkommen ausgeschlossen werden, dass das Bewegungsverhalten während der Ernährungsintervention verändert wurde, beziehungsweise die Ernährung bei den Trainingsstudien umgestellt wurde, da es nicht möglich ist, das gesamte Verhalten der TeilnehmerInnen zu kontrollieren. Das Hauptaugenmerk der Studien wurde jedoch immer entweder auf Ernährung oder Bewegung gelegt.
Das Geschlecht der StudienteilnehmerInnen wurde außer Acht gelassen. Es könnte natürlich sein, dass es bei Männern und Frauen Unterschiede gibt.
Als positiv zu betrachten ist die Tatsache, dass alle Studien randomisiert und kontrolliert durchgeführt würden. RCTs werden als sehr aussagekräftig angesehen. Die gesamte TeilnehmerInnenanzahl und die Dauer der Studien waren genügend lang, um die Veränderung des HbA1c–Wertes darzustellen. Da verschiedene Interventionen untersucht wurden, kann das Ergebnis auch für allgemeine Empfehlungen genutzt werden.
Um auch eine selektivere Auswertung der Studien zu erlauben, wurden Subgruppen- und Einzelstudiensensivitätsanalysen durchgeführt.

6 Fazit

Insgesamt konnte diese Metaanalyse eine signifikante Veränderung (Reduzierung) des HbA1c-Wertes bei Erwachsenen mit Diabetes Typ 2 sowohl durch Trainingsinterventionen als auch durch Ernährungsinterventionen zeigen. Ausgewählt wurden Interventionen, die in anderen Studien zu Gewichtsreduktion führten. Der Effekt der Ernährungsinterventionen war insgesamt stärker als bei Trainingsstrategien, was jedoch auf die kleineren Stichproben der Trainingsinterventionen, die kürzere Dauer und andere Limitationen zurückzuführen sein kann. Je höher der Anfangswert des HbA1c, desto stärker war der Effekt auf den Wert durch die Interventionen.

Insgesamt kann davon ausgegangen werden, dass der Effekt von Ernährung und Training sehr ähnlich ist. Um den genauen Unterschied mit Sicherheit feststellen zu können, müssten weitere Studien verglichen werden. Es gab beim Vergleich mit anderen Studien Hinweise darauf, dass eine Kombination aus Ernährung und Training keinen zusätzlich gesteigerten Effekt mit sich brachte. Diese Vermutung müsste jedoch weiter überprüft werden.

Mit großer Sicherheit lässt sich jedoch sagen, dass sich eine Veränderung des Lebensstils mit ausgewogener Ernährung und regelmäßigem Training positiv auf HbA1c bei Diabetes Mellitus Typ 2 auswirkt. Um das Risiko für die Entwicklung und Verschlechterung von Diabetes nachhaltig zu verringern, sollte ein bedarfsgerechter, gesunder und aktiver Lebensstil ausgewählt werden. Dieser sollte lebenslang und ununterbrochen beibehalten werden.

7 Literaturverzeichnis

1. World Health Organisation. Noncommunicable diseases. https://www.who.int/en/news-room/fact-sheets/detail/noncommunicable-diseases. Published 2018. Accessed 07.03.2019.

2. World Health Organization. Global report on diabetes. https://www.who.int/diabetes/global-report/en/. Published 2016. Accessed 10.05.2019.

3. Barreira E, Novo A, Vaz JA, Pereira AM. Dietary program and physical activity impact on biochemical markers in patients with type 2 diabetes: A systematic review. *Atencion primaria.* 2018;50(10):590-610.

4. Balk EM, Earley A, Raman G, Avendano EA, Pittas AG, Remington PL. Combined diet and physical activity promotion programs to prevent type 2 diabetes among persons at increased risk: a systematic review for the Community Preventive Services Task Force. *Annals of internal medicine.* 2015;163(6):437-451.

5. Jacobs E, Rathmann W. Epidemiologie des Diabetes in Deutschland. *Deutscher Gesundheitsbericht.* 2018:10.

6. Lippke S, Renneberg B. Konzepte von Gesundheit und Krankheit. In: *Gesundheitspsychologie.* Springer; 2006:7-12.

7. BMG - Bundesministerium Arbeit Soziales Gesundheit und Konsumentenschutz. Gesundheitsdefinition WHO 1948. https://www.sozialministerium.at/site/Gesundheit/Gesundheitsfoerderung/Gesundheitsfoerderung_Praevention/Gesundheit_und_Gesundheitsfoerderung. Accessed 26.2.2019.

8. Franzkowiak P. Prävention im Gesundheitswesen. In: *Gesundheitswesen und Sozialstaat.* Springer; 2008:195-219.

9. Schüz B, Möller A. Prävention. In: *Gesundheitspsychologie.* Springer; 2006:143-155.

10. World Health Organisation. About 9 voluntary global targets. https://www.who.int/nmh/ncd-tools/definition-targets/en/. Accessed 15.05.2019.

11. Beaglehole R, Bonita R, Horton R, et al. Priority actions for the non-communicable disease crisis. *The Lancet.* 2011;377(9775):1438-1447.

12. World Health Organisation. Obesity and overweight. https://www.who.int/en/news-room/fact-sheets/detail/obesity-and-overweight. Published 2018. Accessed 08.03.2019.

13. American Diabetes Association. Diagnosis and classification of diabetes mellitus. *Diabetes care.* 2014;37(Supplement 1):S81-S90.

14. Matthaei S, Bierwirth R, Fritsche A, et al. Behandlung des Diabetes mellitus Typ 2. *Diabetologie und Stoffwechsel.* 2011;6(S 02):131-136.

15. Nauck M. PA, Müller- Wieland D., Schleicher E., Müller U.A., Landgraf R., Freckmann G., Heinemann L. Definition, Klassifikation und Diagnostik des Diabetes mellitus. 2018;13:S90-96.

16. Brill MT. *Diabetes.* Minneapolis, MN: Twenty-First Century Books ™; 2012.

17. Sigal RJ, Kenny GP, Boulé NG, et al. Effects of aerobic training, resistance training, or both on glycemic control in type 2 diabetes: a randomized trial. *Annals of internal medicine.* 2007;147(6):357-369.

18. Sami W, Ansari T, Butt NS, Ab Hamid MR. Effect of diet on type 2 diabetes mellitus: A review. *International journal of health sciences.* 2017;11(2):65.

19. Schwingshackl L, Hoffmann G, Lampousi A-M, et al. Food groups and risk of type 2 diabetes mellitus: a systematic review and meta-analysis of prospective studies. In: Springer; 2017.

20. Huo R, Du T, Xu Y, et al. Effects of Mediterranean-style diet on glycemic control, weight loss and cardiovascular risk factors among type 2 diabetes individuals: a meta-analysis. *European journal of clinical nutrition.* 2015;69(11):1200.

21. Estruch R, Martínez-González MA, Corella D, et al. Effect of a high-fat Mediterranean diet on bodyweight and waist circumference: a prespecified secondary outcomes analysis of the PREDIMED randomised controlled trial. *The lancet Diabetes & endocrinology.* 2016;4(8):666-676.

22. Maiorino MI, Bellastella G, Petrizzo M, Scappaticcio L, Giugliano D, Esposito K. Mediterranean diet cools down the inflammatory milieu in type 2 diabetes: the MÉDITA randomized controlled trial. *Endocrine.* 2016;54(3):634-641.

23. Johnston BC, Kanters S, Bandayrel K, et al. Comparison of weight loss among named diet programs in overweight and obese adults: a meta-analysis. *Jama.* 2014;312(9):923-933.

24. Turner-McGrievy GM, Davidson CR, Wingard EE, Wilcox S, Frongillo EA. Comparative effectiveness of plant-based diets for weight loss: a randomized controlled trial of five different diets. *Nutrition.* 2015;31(2):350-358.

25. Huang R-Y, Huang C-C, Hu FB, Chavarro JE. Vegetarian Diets and Weight Reduction: a Meta-Analysis of Randomized Controlled Trials. *Journal of General Internal Medicine.* 2016;31(1):109-116.

26. Hu FB. The Mediterranean diet and mortality-olive oil and beyond. *New England Journal of Medicine.* 2003;348(26):2595-2596.

27. Garg A, Grundy SM, Unger RH. Comparison of effects of high and low carbohydrate diets on plasma lipoproteins and insulin sensitivity in patients with mild NIDDM. *Diabetes.* 1992;41(10):1278-1285.

28. Richter M, Boeing H, Grünewald-Funk D, et al. Vegane Ernährung. *stil.* 2016;1:2.

29. Hauner H, Moss A, Berg A, et al. Adipositas und Diabetes mellitus. *Diabetologie und Stoffwechsel.* 2017;12(S 02):S157-S163.

30. Hauner H. Prävention und Therapie der Adipositas. *der junge zahnarzt.* 2018;9(3):35-39.

31. Landgraf R, Kellerer M, Aberle J, et al. Therapie des Typ-2-Diabetes. *Diabetologie und Stoffwechsel.* 2018;13(S 02):S144-S165.

32. Haber P. Internistische Sport-und Leistungsmedizin. *OSTERREICHISCHE ARZTEZEITUNG.* 2005;13:28.

33. Esefeld K, Zimmer P, Stumvoll M, Halle M. Diabetes, Sport und Bewegung. *Diabetologie und Stoffwechsel.* 2017;12(S 02):S212-S217.

34. Stanford KI, Goodyear LJ. Exercise and type 2 diabetes: molecular mechanisms regulating glucose uptake in skeletal muscle. *Advances in physiology education.* 2014;38(4):308-314.

35. Andrews R, Cooper A, Montgomery A, et al. Diet or diet plus physical activity versus usual care in patients with newly diagnosed type 2 diabetes: the Early ACTID randomised controlled trial. *The Lancet.* 2011;378(9786):129-139.

36. Itsiopoulos C, Brazionis L, Kaimakamis M, et al. Can the Mediterranean diet lower HbA1c in type 2 diabetes? Results from a randomized cross-over study. *Nutrition, Metabolism and Cardiovascular Diseases.* 2011;21(9):740-747.

37. Støa EM, Meling S, Nyhus L-K, et al. High-intensity aerobic interval training improves aerobic fitness and HbA1c among persons diagnosed with type 2 diabetes. *European journal of applied physiology.* 2017;117(3):455-467.

38. Deeks JJ, Higgins JP, Altman DG. Analysing data and undertaking meta-analyses. *Cochrane handbook for systematic reviews of interventions: Cochrane book series.* 2008:243-296.

39. Byrkjeland R, Njerve IU, Anderssen S, Arnesen H, Seljeflot I, Solheim S. Effects of exercise training on HbA1c and VO2peak in patients with type 2 diabetes and coronary artery disease: a randomised clinical trial. *Diabetes and Vascular Disease Research.* 2015;12(5):325-333.

40. Esposito K, Maiorino MI, Petrizzo M, Bellastella G, Giugliano D. The effects of a Mediterranean diet on the need for diabetes drugs and remission of newly diagnosed type 2 diabetes: follow-up of a randomized trial. *Diabetes care.* 2014;37(7):1824-1830.

41. Church TS, Blair SN, Cocreham S, et al. Effects of aerobic and resistance training on hemoglobin A1c levels in patients with type 2 diabetes: a randomized controlled trial. *Jama.* 2010;304(20):2253-2262.

42. Jorge MLMP, de Oliveira VN, Resende NM, et al. The effects of aerobic, resistance, and combined exercise on metabolic control, inflammatory markers, adipocytokines, and muscle insulin signaling in patients with type 2 diabetes mellitus. *Metabolism.* 2011;60(9):1244-1252.

43. Mitranun W, Deerochanawong C, Tanaka H, Suksom D. Continuous vs interval training on glycemic control and macro-and microvascular reactivity in type 2 diabetic patients. *Scandinavian journal of medicine & science in sports.* 2014;24(2):e69-e76.

44. Revdal A, Hollekim-Strand SM, Ingul CB. Can time efficient exercise improve cardiometabolic risk factors in type 2 diabetes? A pilot study. *Journal of sports science & medicine.* 2016;15(2):308.

45. Davis NJ, Tomuta N, Schechter C, et al. Comparative study of the effects of a 1-year dietary intervention of a low-carbohydrate diet versus a low-fat diet on weight and glycemic control in type 2 diabetes. *Diabetes care.* 2009;32(7):1147-1152.

46. Elhayany A, Lustman A, Abel R, Attal-Singer J, Vinker S. A low carbohydrate Mediterranean diet improves cardiovascular risk factors and diabetes control among overweight patients with type 2 diabetes mellitus: a 1-year prospective randomized intervention study. *Diabetes, Obesity and Metabolism.* 2010;12(3):204-209.

47. Guldbrand H, Dizdar B, Bunjaku B, et al. In type 2 diabetes, randomisation to advice to follow a low-carbohydrate diet transiently improves glycaemic control compared with advice to follow a low-fat diet producing a similar weight loss. *Diabetologia.* 2012;55(8):2118-2127.

48. Iqbal N, Vetter ML, Moore RH, et al. Effects of a low-intensity intervention that prescribed a low-carbohydrate vs. a low-fat diet in obese, diabetic participants. *Obesity.* 2010;18(9):1733-1738.

49. Universitätsklinikum des Saarlandes und Medizinische Fakultät der Universität des Saarlandes. Umrechnung von HbA1c. http://www.uniklinikum-saarland.de/einrichtungen/kliniken_institute/zentrallabor/formeln_und_scores/hba1c_umrechnung/. Accessed 26.03.2019.

50. Mishra S, Xu J, Agarwal U, Gonzales J, Levin S, Barnard ND. A multicenter randomized controlled trial of a plant-based nutrition program to reduce body weight and cardiovascular risk in the corporate setting: the GEICO study. *European journal of clinical nutrition.* 2013;67(7):718.

51. Krebs JD, Elley CR, Parry-Strong A, et al. The Diabetes Excess Weight Loss (DEWL) Trial: a randomised controlled trial of high-protein versus high-carbohydrate diets over 2 years in type 2 diabetes. *Diabetologia.* 2012;55(4):905-914.

52. Kahleova H, Matoulek M, Malinska H, et al. Vegetarian diet improves insulin resistance and oxidative stress markers more than conventional diet in subjects with Type 2 diabetes. *Diabetic Medicine.* 2011;28(5):549-559.

53. Yamada Y, Uchida J, Izumi H, et al. A non-calorie-restricted low-carbohydrate diet is effective as an alternative therapy for patients with type 2 diabetes. *Internal medicine.* 2014;53(1):13-19.

54. Lee Y-M, Kim S-A, Lee I-K, et al. Effect of a brown rice based vegan diet and conventional diabetic diet on glycemic control of patients with type 2 diabetes: a 12-week randomized clinical trial. *PLoS One.* 2016;11(6):e0155918.

55. Cassidy S, Thoma C, Hallsworth K, et al. High intensity intermittent exercise improves cardiac structure and function and reduces liver fat in patients with type 2 diabetes: a randomised controlled trial. *Diabetologia.* 2016;59(1):56-66.

56. Najafipour F, Mobasseri M, Yavari A, et al. Effect of regular exercise training on changes in HbA1c, BMI and VO2max among patients with type 2 diabetes mellitus: an 8-year trial. *BMJ Open Diabetes Research and Care.* 2017;5(1):e000414.

57. Vinetti G, Mozzini C, Desenzani P, et al. Supervised exercise training reduces oxidative stress and cardiometabolic risk in adults with type 2 diabetes: a randomized controlled trial. *Scientific reports.* 2015;5:9238.

58. Hollekim-Strand SM, Bjørgaas MR, Albrektsen G, Tjønna AE, Wisløff U, Ingul CB. High-intensity interval exercise effectively improves cardiac function in patients with type 2 diabetes mellitus and diastolic dysfunction: a randomized controlled trial. *Journal of the American College of Cardiology.* 2014;64(16):1758-1760.

59. Rech A, Botton CE, Lopez P, Quincozes-Santos A, Umpierre D, Pinto RS. Effects of short-term resistance training on endothelial function and inflammation markers in elderly patients with type 2 diabetes: A randomized controlled trial. *Experimental gerontology.* 2019;118:19-25.

60. Cochrane Deutschland. Cochrane Glossar. https://www.cochrane.de/de/cochrane-glossar#h. Accessed 05.04.2019.

61. Green S, Higgins JP, Alderson P, Clarke M, Mulrow CD, Oxman AD. *Cochrane handbook for systematic reviews of interventions.* John Wiley & Sons Chichester, UK; 2008.

62. Schwingshackl L, Missbach B, Dias S, König J, Hoffmann G. Impact of different training modalities on glycaemic control and blood lipids in patients with type 2 diabetes: a systematic review and network meta-analysis. In: Springer; 2014.

63. Dunstan DW, Daly RM, Owen N, et al. High-intensity resistance training improves glycemic control in older patients with type 2 diabetes. *Diabetes care.* 2002;25(10):1729-1736.

64. Snel M, Gastaldelli A, Ouwens DM, et al. Effects of adding exercise to a 16-week very low-calorie diet in obese, insulin-dependent type 2 diabetes mellitus patients. *The Journal of Clinical Endocrinology & Metabolism.* 2012;97(7):2512-2520.

Abkürzungsverzeichnis

% = Prozent

ADA = American Diabetic Association

CI/ KI = Konfidenzintervall

DDG = Deutsche Diabetes Gesellschaft

EWM = Einwiederholungsmaximum

FS = Fettsäuren

HbA1c = Hämoglobin A1c

HIIT/ HIIE = High intensity interval training/ exercise

HLA = human leukocyte antigens

I^2 = Heterogenitätsmaß

Kh = Kohlenhydrate

LCHF = Low Carb High Fat

LCMD = Low Carb mediterrane Diät

MW = Mittelwert

n = TeilnehmerInnenanzahl

NCD = non communicable disease, nichtübertragbare Krankheit

oGTT = oraler Glukosetoleranztest

p = Signifikanzwert

RCT = randomized controlled trial, randomisierte, kontrollierte Studie

SIE = sprint interval exercise

Std.abw. / SD = Standardabweichung/ standard deviation

T1DM = Diabetes Mellitus Typ 1

T2DM = Diabetes Mellitus Typ 2

TM = Traditionelle mediterrane Diät

TN = TeilnehmerInnen

VO_{2max} = maximale Sauerstoffaufnahme

Abbildungsverzeichnis

Tabellenverzeichnis

FSC
www.fsc.org
MIX
Papier | Fördert
gute Waldnutzung
FSC® C083411

Kolibri 360 GmbH
Ferdinand-Jühlke-Straße 7
99095 Erfurt, Deutschland
produktsicherheit@kolibri360.de

Druck:
CPI Druckdienstleistungen GmbH
im Auftrag der
Kolibri 360 GmbH
Ferdinand-Jühlke-Str. 7
99095 Erfurt